ちくま新書

サイコパスの真実

原田隆之
Harada Takayuki

1324

サイコパスの真実【目次】

神は言われた。「我々にかたどり、我々に似せて、人を造ろう」

（創世記一章　二六節）

はじめに　隣りのサイコパス

†座間九遺体事件の衝撃

二〇一七年一一月、東京を木枯らし一号が吹き荒れた翌日、衝撃的なニュースが、嵐のように日本中を駆け巡った。

神奈川県座間市のアパートの一室で、九人の頭部と骨などが見つかったという。その部屋の住人であった男性が死体遺棄容疑で逮捕され、その後、容疑には殺人が加えられた。

捜査が進展するにつれ、驚くべき事件の内容が次々と明らかになった。被害者は女性八人と男性一人。全員が十代から二十代の若者であり、最年少は一五歳の高校生だった。

報道によると、被害者は、ＳＮＳなどで容疑者と知り合った後、わずか二カ月の間に次々と殺害されたという。これが事実ならば、一週間に一人という信じられないペースである。

容疑者は一人で被害者全員を殺害しただけでなく、遺体をバラバラにし、頭部といくらかの骨を残して、残りはゴミとして遺棄したと供述している。

現実であるとはにわかに信じられないほどの、残虐でおぞましい事件だと言うほかない。しかも、映画や小説と大きく異なっていたのは、九番目の犠牲者が出るまで、都会の真ん中で若い男女が相次いで忽然《こつぜん》と消え、殺害されていたのに、世間はこの惨劇に気づかないまま、被害が拡大していったことだ。

これが映画ならば、若い女性が相次いで行方不明になっていることがまず大きなニュースとなり、「連続失踪事件か」などとメディアが騒ぎ、警察が捜査網を敷いて、大騒ぎになるだろう。

しかし、現実の社会では、行方不明者はごまんといて、家族や近しい者たちを除いて、誰もそれを気にも留めない。住宅街の小さな一室で、こんな悲劇が繰り返されていても、周りの住人すら気づかない。これが現実だ。

そして、二七歳のそれまで大きな事件を起こしたこともない一人の男性が、ある日突然、日本の犯罪史上、例を見ないほどの凶悪犯罪者として歴史に名を刻むことになるのも、また現実だ。

†サイコパス・ブーム

この事件の前から、サイコパスがちょっとした「ブーム」になっている。書店ではサイコパス関連本が平積みにされ、かなりの売れ行きだそうだ。犯罪心理学の専門用語であった「サイコパス」は、今や日常的に用いられる言葉にすらなっている。

とはいえ、サイコパスブームは、何も今回が初めてではない。サイコパスを扱ったヒット映画を見ても、『サイコ』（一九六〇年）、『時計じかけのオレンジ』（一九七一年）、『羊たちの沈黙』（一九九一年）、『ハンニバル』（二〇〇一年）など、数多くの話題作がある。

サイコパスは、「邪悪なもの」「未知なるもの」に対するわれわれの興味関心をかき立てる存在なのであろう。身近にいてもらっては困るが、映画や本のなかでなら、ちょっとのぞいてみたい。そう思う人が多いのかもしれない。

さらに、善悪の境界をたやすく飛び越えるかのように見えるサイコパスという存在は、われわれに「悪とは何か」という哲学的な問いを投げかける。なぜこのような人々が存在し、彼らはなぜ、われわれを脅かすのだろうか。憎むべきものである「悪」が、彼らにとっては喜びの源なのだろうか。

また、悪からどのように身を守り、どう立ち向かっていけばよいのかといった現実的な不安と問いを抱くこともある。凶悪犯罪のニュースを見て、われわれは被害者やその家族に同情するとともに、わが身を振り返る。そして、もし自分自身や愛する家族や友人が、同じような目に遭ったらと戦慄する。

サイコパスの存在や行動に触れるとき、われわれは否が応でも心を揺さぶられ、なかなか答えの出ない問いに悩まされるのである。

†サイコパスとは？

サイコパスとは、良心を欠いて生まれた人々である。

良心とは一種の軛《くびき》であり、われわれの行動を制約するものだ。モーセの十戒が言うように、良心は、「汝、殺すなかれ」「姦淫することなかれ」「盗むなかれ」と禁止ばかりする。

良心を欠いたサイコパスは、このような軛から解き放たれた存在であり、究極の自由を謳歌しているようにも見える。われわれがそこはかとなく抱くサイコパスへの興味の根源は、こうしたところにあるのかもしれない。

ところで、これまでのサイコパスに関する書籍は、難解な専門書か、逆に嚙み砕きすぎて、ともすれば興味本位のような概説書がほとんどで、科学的知見に基づきながらも専門用語を排して書かれた信頼の置ける書籍は、残念ながらあまり見当たらない。

また、この分野でのわが国の研究者がきわめて少ないことから、ほとんどが翻訳書であり、日本語で書かれた「日本のサイコパス」に関する書籍はほとんどない。

私は大学で犯罪心理学や臨床心理学などを専攻し、大学院卒業後、法務省で犯罪心理学の専門家としてのキャリアをスタートした。そして、東京少年鑑別所、東京拘置所など、わが国を代表する矯正施設で、犯罪者や非行少年相手に仕事をしてきた。こうした経験のなかで、実際にサイコパスと呼ばれる人々に接して、その診断や処遇にも携わってきた。

前著『入門　犯罪心理学』（ちくま新書）では、最新の犯罪心理学の知見を紹介するとともに、科学的エビデンスに基づく犯罪対策を提言した。前著が犯罪心理学に関する総論であるとすれば、本書は、そのなかでも難題の一つであるサイコパスに関する各論である。

犯罪心理学の分野では、サイコパスに関しても研究は大きく発展しており、日々さまざまな研究データが蓄積されつつある。特に、近年の神経犯罪学の発展によって、犯罪者の脳の機能や構造などに関する研究が進むにつれ、サイコパスへの理解も飛躍的に増大し、その原因や対策にも新たな示唆がなされ始めている。

それとともに、サイコパスについて、それまで広く信じられていたことが、実は大きな間違いであったことも徐々に明らかになってきた。

†サイコパスについての神話

まず最初に、「サイコパスについての神話」に考察をめぐらせてみよう。

1 サイコパスとは、凶悪な連続殺人事件などに加担する者たちのことである
2 われわれの身近には、サイコパスはめったに存在しない
3 刑務所に収容されている犯罪者には、サイコパスが多い
4 サイコパスは、知能が高い
5 われわれは、サイコパスを見分けることができる
6 サイコパスは、悲惨な家庭環境で育った者が多い
7 サイコパスにも心を開いて接すれば、心を通わせることができる

神話というくらいだから、これらはすべて事実とは異なる。本書では、「サイコパスの真実」について、研究結果やデータを基に詳しく解説をしていくが、簡単に真実の一端を述べると以下のようになる。

まず、サイコパスとは多種多様な人々であり、連続殺人事件のような凶悪犯罪に加担している者は、例外的だと言ってよい。圧倒的大多数のサイコパスは、シリアルキラー（連続殺人者）でもなければ、犯罪者ですらない者もいる。

また、サイコパスは映画や本のなかだけに存在するのではない。われわれの身近にも存在し、さまざまな事件や問題を起こして、社会に計り知れぬ影響を与え続けている。サイコパスはあなたの隣にもいるかもしれないし、あなた自身がサイコパスかもしれない。実は、サイコパスは思ったよりも身近な存在である。サイコパスは、人口の一パーセントから数パーセントいると見積もられている。つまり、学校のクラスに一人くらいいてもおかしくはない。会社にも必ず、何人ものサイコパスがいる。

もちろん、刑務所のなかにもサイコパスはいるが、その割合は、おそらく世間の人々が思っているより少ない。実は、刑務所人口の五分の一くらいしかサイコパスではない。大多数の犯罪は、サイコパスでない者によって、引き起こされている。

映画や小説などでは、サイコパスは冷徹な思考能力を有し、知能が高い犯罪者というイメージで描かれることが多いが、実際はそうではない。ほとんどのサイコパスの知能程度は、一般的な人々と大差なく、平均的である。

サイコパスには、一般の人々と異なるさまざまな特徴があるが、それを専門家でない者が見分けることは、非常に困難である。不可能だといっても言いすぎではない。なぜなら、サイコパスは人を騙《だま》すことを得意としているからだ。凶悪事件の犯人に対して、「あんなに優しい人がなぜ」「あんなに礼儀正しく、どこにでもいる普通の人なのに」などの証言がされることがあるが、もしかすると犯人はサイコパスで、周囲が皆、まんまと騙されていたのかもしれない。

サイコパスの原因については謎が多いが、さまざまな事実も明らかになりつつある。なかでも、家庭環境や生育環境にはほとんど原因がないことは、数多くの研究がはっきりと示している。正確には、これらが無関係というのではない。悲惨な環境で育った者が、それだけを原因としてサイコパスになるわけではないということである。

サイコパスにも心を込めて接すれば、彼らは心を開き、その態度や行動を改めるのだろうか。答えは、残念ながらノーである。現在のところ、サイコパスに対する有効な治療はない。

このように見ると、サイコパスについての謎がますます深まったように感じられたかもしれないし、不安も高まったかもしれない。一体、彼らはどのような人々で、どのように接すればよいのか。見分けることができないのなら、どのように避ければよいのだろうか。しかし、サイコパスを知り、その対処法を知っておけば、何もいたずらに恐れる存在ではない。サイコパスの見分け方についても、きちんと解説するつもりである。

本書では、まず第一章で、さまざまなサイコパスの事例を紹介する。ただし、私が臨床現場で出会ったサイコパスについては、守秘義務の観点からフィクションを交えており、実例ではないことをお断りしておく。

第二章では、サイコパスの具体的な特徴を、例を挙げながら細かく紹介する。そして、どのような方法で、どのような視点からサイコパスの診断がなされるのかについて説明したい。この章を読めば、実際のサイコパスは、われわれが持っている印象やイメージとは随分かけ離れた特徴を有していることがわかるだろう。

第三章では、サイコパスのさまざまなバリエーションを紹介したい。サイコパスとしての特徴は有するが、その組み合わせによっては、彼らは多様な姿を取って現れる。

特に、犯罪とは無縁の「成功したサイコパス」や、「マイルド・サイコパス」などについて、詳しく説明したい。さらには、「子どものサイコパス」や、サイコパスとは似ているが異なる類似概念についても紹介したい。

サイコパス像について理解を深めた後は、第四章で、生物学、心理学、社会学的な観点から、最新の研究データを基にして、サイコパスが生まれる原因について理解を深めたい。サイコパスとは生まれ持った「悪の遺伝子」によるものか、それとも不幸な家庭で育てられたゆえの産物なのか、多様な要因を俎上《そじょう》に載せて検討したい。

第五章では、社会に大きなインパクトを与えるサイコパスに対して、その治療は可能なのか、サイコパスは治るのか、という問題について、最新の研究知見を紹介したい。そのなかで、エビデンスに基づいた真に効果的な対策や対処法を提言したい。

最後に第六章では、サイコパスに関して今なお解決できない三つの事柄について、問題提起をしたい。サイコパスという闇は、われわれの社会や生き方に対してまで、解決のできない深遠な謎を問いかける。

それでは、闇の世界の扉を開けてみよう。

第一章

私が出会ったサイコパス

†冷たい心臓の殺人者

その日は夜勤だった。大学院を出たばかりの私は、法務省矯正局に就職し、さまざまな矯正施設の現場で研修を受けていた。

場所は、首都圏郊外にある少年刑務所。少年刑務所とは言っても、二六歳未満の若年成人を収容する施設である。ここは、周りを武蔵野の雑木林に囲まれ、工場や流通施設が立ち並ぶ一角にあって、世間からは隔絶された場所だ。

刑務所の廊下は暗くて長い。長い渡り廊下を過ぎて、受刑者たちの居住棟に入る。腰に下げた鍵を差し込んで回すと、カチッと乾いた音が鳴り、重い扉が開く。

居住棟に入っても廊下は続き、その両側に受刑者たちの居室が並んでいる。夕刻ともなれば、嫌でも靴音がコツコツと響き、居室にいる受刑者たちが、私のほうへと一斉に視線を投げかけているのが気配でわかる。

刑務所の居住棟には独特のにおいがある。どう形容してよいかわからない「刑務所のにおい」としか言いようのないにおいだ。人が多く集まり、あるいは寝泊りする学校や病院にもある種のにおいがあるが、そのどちらでも勤務したことのある私にとって、刑務所のにおいはやはり独特だ。

　まさか「罪」ににおいがあるわけではないだろうから、このにおいは一体何なのだろう。当時先輩職員から聞いたのは、刑務所で使う洗剤は横浜刑務所で作られている「ハマローズ」という製品で、純石鹸なので独特のにおいがするという話だったが、真偽はどうなのだろう。同じ洗剤を使っているはずの女子刑務所や少年鑑別所では、そのようなにおいはしなかった。

　さて、私が向かっているのは、拘置区と呼ばれる一角で、そこには主に被疑者、被告人が収容されている。私は、明日判決が言い渡される一人の若い被告人と話をするため、彼の居室に向かっていた。

　新米職員である私の胸は、靴音にも負けないくらい高鳴っていた。そして、少し前に観た映画『羊たちの沈黙』のジョディ・フォスター演じるＦＢＩ捜査官クラリスに自分を重ねていた。映画では、新米捜査官クラリスは上司から命を受け、事件解明の協力を得るために、刑務所に収容されている猟奇的殺人者ハンニバル・レクターに会いに行く。

　一方の私も、大学院出たての世間を何も知らない若輩者だ。もちろん、つい何日か前までは、犯罪者になど会ったこともなかった。

この日は、裁判を控えた被告人の心情安定のために、彼と話をしてくるようにと上司から指示を受けたのだった。

私は前もって、事件記録を熟読していた。これから私が会う男は、私と年齢はさほど変わらない二十代前半で、当時渋谷の繁華街にたむろしていた不良グループの一員だった。そのグループ同士の抗争で、人を殺したうえ、何人もの相手に大きな怪我を負わせていた。

部屋の前に着き、番号と名前を確かめて、居室ドアの横にある食器口越しに声をかける。この時間、居室のドアは開けてはならず、面接室に連れ出してもいけない。食事を出し入れするわずかな開口部にお互いの顔を寄せて、小声で話をするしかない。

彼は初めて見る私に少し戸惑ったようだが、

「明日判決だから、統括に言われて少し様子を見に来た」

と告げると、

「それはありがとうございます」

と、丁寧に礼を述べ、人懐《なつ》こそうな顔をした。

少し拍子抜けするとともに、胸の鼓動がいくぶん落ち着くのがわかった。

映画でクラリスが出会ったのは、化け物のような猟奇的殺人者レクター博士だったが、私が目の前にしているのは、人好きのするような若者だった。

「明日判決だけど、緊張している？」

と声をかけると、彼は、

「そうですね。さすがに」

と、神妙な面持ちで答えた。

この話をすると皆驚くのだが、日本の受刑者や非行少年は、刑務所や少年院のような施設のなかでは総じておとなしく、とても素直な応答をする。矯正現場での経験のなかで、不快な思いをしたり、怖い思いをしたことは、数えるほどしかない。彼との会話もとてもスムーズに始まり、その様子は警戒心もなく、フレンドリーですらあった。

「大きな事件を起こしてしまったけど、少し事件のことを聞いていい？」

と、前置きをしてから、彼の事件について話すように促した。

すると、彼は何のためらいもなく、事件の詳細を話してくれた。そのなかで私にとって衝撃的だったのは、被害者を殺害したときの様子だった。彼はよどみもなく、殺人に至った自分自身の行為を語った。不良仲間の小競り合いに端を発し、そのとき激高した彼はビール瓶を割って、鋭く尖ったガラスの先で被害者の顔を執拗に何度も殴りつけたという。

相手の顔面からはびっくりするほどの血が噴き出し、「被害者はまるで噴き出した自分の血で溺れるようだった」と事もなげに言ってのけた。それはまるで、「その日の天気は晴れでした」と言うのと同じような調子で、表情がゆがむでもなく、声が震えるでもなく、淡々と他人事のように「事実」を描写してみせた。

私が図らずも鮮明にイメージした真っ赤な鮮血とは違って、彼の目に見えていたのは、モノクロの墨汁のような液体が、人の顔ではなく、のっぺりとした壁面を流れているような光景だったのかもしれない。

しかし、私がもっと驚いたことがある。

話が裁判のことに及び、どのような刑を予想するかと尋ねてみると、

「弁護士の先生からも言われましたが、やったことがやったことなので、死刑か無期だと思います」

と、これまた「明日の天気は雨でしょう」と言うのと同じような調子で、事もなげに言ってのけた。

あきらめているのとは違う。冷静を装っているのでもない。

心が動いていない、まさにこれに尽きる。

明日、死刑を言い渡されるかもしれない、無期懲役かもしれない。二十代の若さで、明日、死ぬか一生刑務所かという選択肢を突きつけられるかもしれない。その圧倒的な事実を前にすると、普通ならひるんで恐怖や不安に押しつぶされそうになるものだが、彼はまるで他人事のように、何食わぬ顔である。最初見せた神妙な顔は、最初からなかったかのように、すでに跡形もなく消え去っている。

このとき、私は悟った。この男は、人の痛みがわからないのはもちろんだが、それだけでなく、自分の痛みもわからないのだと。

これが、私が最初に出会ったサイコパスである。

†傷だらけの少年

少年刑務所での研修を終えて、私は少年鑑別所での職務に就いていた。

少年鑑別所とは、非行少年を数週間収容し、家庭裁判所での少年審判に向けて、身体検査、心理テスト、面接などを通して、少年の心身の問題を明らかにする施設である。そこには心理技官と呼ばれる専門職が勤務しており、資質鑑別の結果を「鑑別結果通知書」にまとめて、家庭裁判所に提出する。

裁判官は、その鑑別結果通知書や、家庭裁判所調査官の少年調査票を基に、少年の処分を決定する。

年間に検察庁が受理する少年事件の数は、平成二八年の場合約七万件だったが、少年鑑別所に収容されるのはそのうち、事件が大きかったり、少年自身や家庭の問題が大きいと判断されたりするケースのみで、その数は約八〇〇〇人である。

私は、まだ駆け出しの心理技官として、先輩職員の指導を受けながら、日々非行少年に検査や面接を行って、何とか彼らの心情を理解しようと必死だった。最初の頃は、自転車盗、無免許運転、万引きなどの、いわば軽い非行のケースばかりが続いた。

しかし、そのような毎日が続いた後に、ある日割り振られた少年は、私が一生忘れることのできないケースとなった。

その彼は一九歳。驚いたことに、ある有名な企業の経営者一族の御曹司だった。しかし、一九歳にして全身は入れ墨で覆われており、すでに暴力団のメンバーにもなっていた。事件は、覚せい剤取締法違反であった。

プロフィールだけを見ると、どれだけの悪党かと思うかもしれないが、面接室で出会った彼は、これまた素直でおとなしい若者であった。むしろ、年齢の割に幼く、例えば作文には「ぼくのおじいちゃんは、しゃちょうです」と平仮名だけの文を綴ったり、面接が進むにつれて、私に甘えるようなところがあった。

初回の面接で気づいたのは、彼には小指がないことだった。話には聞いていたが、ヤクザというのは本当に小指がないのだと少し感動した。背中の入れ墨も見せてもらった。全面に古風な筋彫りがあった。色はこれから入れるのだと無邪気な笑顔を見せた。

それにしても、平仮名ばかりの稚拙な作文しか書けない一方で、指を詰めたり、入れ墨を入れたり、そのチグハグぶりには驚くばかりである。

そして、もっと気になったことは、小指の断面があまりにも汚いことであった。映画やテレビで見た場面では、刃物で一気にスパッと切るようだから、傷痕がこのようにぐちゃぐちゃなのはどうしてだろうか。

彼にその疑問をぶつけると、思いもよらぬ返答が返ってきた。

「嚙みちぎったからです」

なんでも、手下の少年が不始末をしでかし、彼がその責任を取るために指を詰めたのだという。組長の前で、そこにあった大きなハサミで指を切ろうとしたが、骨に当たって切り落とせなかったために、残りは嚙みちぎったということらしい。

聞いている私は、思わず顔をしかめたが、彼は懐かしい思い出話でもするかのように語っている。

入れ墨についても聞いてみた。

「入れ墨って、痛くないの？」

「痛いですよ。砕いたガラスの破片を床に撒いて、その上に寝転がって、動き回るくらいの痛さです」

と、これも事もなげに言う。

「痛いですよ」と言い放つ彼の言葉のなかには、どこにも「生々しい痛さ」が感じられない。言葉に感情が伴っていないのだ。

そのとき私は、彼の幼さの残る顔を眺めながら、心のなかはガラスの破片で引っ掻き回したくらいにボロボロに傷ついているのだろうと想像していた。しかし、それは間違いかもしれないと今になって思う。先に紹介した少年刑務所の殺人犯のように、彼は心も体も、われわれが思うほど傷ついていないし、痛みも感じていなかったのかもしれない。

もう一つ驚いたのは、入所後間もなくの身体検査で、彼の肋骨が折れていたことが判明したという事実だ。違和感こそ感じていたというが、本人は骨折にまったく気づいていなかったのである。入所前に喧嘩をし、そのときに骨折をしたと思われるが、そのまま何も感じず、もちろん病院に行くこともなく、折れた骨をそのままにして、別の事件で少年鑑別所に入所してきた。

小指を噛みちぎり、嬉々として全身に彫り物をして、骨折をしてもそのままで生活を続けている。彼の痛みへの鈍感さは異様である。

今、どこで何をしているのか。この彼も間違いなくサイコパスだ。

†心臓を鷲摑みにするサイコパス

その後、十年以上の年月を経て、私は東京拘置所で勤務していた。

加賀乙彦の小説『宣告』（一九七九年）は、彼が東京拘置所で医官として勤務していた際の、死刑囚とのやり取りを元にしたものだ。小説の冒頭では、拘置所の朝が、次のように描かれている。

さわがしく物音が立つ。足音、声、とりわけて水の音だ。食器を洗い、便所をつかい、洗濯をする。壁の中を盛んに水が流れていく。まるで壁が生きていて、腸液、血液、粘液を複雑な内臓の中に通わせているようだ。

加賀の描いた東京拘置所は、その建物もまた、人間と同じように息づいているような風情があり、そこには生々しいドラマが感じられる。

しかし、現在の東京拘置所は、そこに数千人もの犯罪者が寝起きしているとはとても想像もできないような、無気質で巨大な現代建築である。大きな銀色の翼を四方に広げた要塞のような建物が、付近の民家を圧倒するようにそびえ立っている。

私が勤務していた当時は、ちょうど庁舎の建て替えの真っ最中で、びっくりするような威容を誇る建物は、まだ翼の半分しか完成していなかった。

東京拘置所は、日本最大の矯正施設で、有名な犯罪者や死刑確定者をたくさん収容している。私が勤務していたときも、数々の「有名人」が収容されていた。

私は、分類部という部署の統括専門官という職務に就いていた。その仕事は、裁判が終わり刑が確定して、身分が「被告人」から「受刑者」に変わったばかりの犯罪者たちに、面接や心理検査等を実施することである。

彼らはこれから刑務所で懲役刑に服することになるが、心身に障害がないか、どのようなパーソナリティの持ち主なのか、知能はどの程度か、どんな問題性を有しているのか、どの刑務作業に就かせ、どのような処遇をすべきかなどを精査し、移送先の刑務所にそれらの情報を提供する。

受け入れる刑務所側は、当然のことながら、「来る者は拒まず」である。とはいえ、相手は犯罪者。一筋縄でいく人たちではない。何年もの間、もし無期懲役であれば最長本人が死ぬまでずっと、その身柄を引き受け、処遇をするわけであるから、詳細な情報が必要なのは当然である。

当時、分類部の心理技官は部長、首席を含めてわずか五人。部長や首席という幹部職員は、ほとんど面接や調査実務は行わないため、三人の心理技官で、年間のべ約五〇〇〇人もの新規受刑者を面接する。一日平均二〇名の計算である。

朝、机の上には、前日の裁判で刑が確定した新規受刑者のファイルが置かれている。刑務所ではファイルなどという洒落た名称ではなく、「身分帳」と呼ばれている。この身分帳を片手にまず、分類部に所属する刑務官が、その日面接予定の新規受刑者を居室から面接室へ連行してくる。

頃合いを見計らって、心理技官は執務室を出て、面接室に向かう。面接室は個室であるが、その前には病院のような広い待合室があり、刑務官が連行してきた受刑者をそこに待たせてある。われわれ心理技官は、ランダムに割り振られた身分帳を元に、彼ら一人ひとりと面接をする。

ここでも、たいていの受刑者は、とても素直に面接に応じる。それは心理技官の「権力」が、刑務所では大きいことを彼らは知っているからだ。どこの刑務所に移送し、どんな作業に就かせるのかは、心理技官が決める。仮釈放の判断を左右する情報も握っている。

しかし、その受刑者は違っていた。愛想笑いさえ浮かべる受刑者がいるなかで、面接室に入るなり、彼は斜めに椅子に座り、ニコリともせずに冷たい目で私を一瞥した。何を質問しても、「そこに書いてある」と答え、自分の言葉で話そうとはしない。

事件のことを聞いても何も答えない。しつこく聞くと、「そこに書いてあるだろう、うるさいな」と敵意を剝き出しにする。

すると今度は、冷たい氷のような言葉で私を侮辱し始めた。そして私は、それまでの人生で一度も経験したことがないほど、心臓の鼓動が昂《たか》まっていくのを感じた。まるで素手で心臓を鷲摑みにされたかのように胸が苦しくなり、部屋中に私の心臓の音が響いていた。

本当はここでその会話の一部始終を伝えたいのだが、実は何も覚えていない。相当なショックだったのだと思う。何を言われて、どう返したか、どうやってその後の面接を続けて、どうやって終えたか。具体的なことは何一つ思い出せない。

努めて冷静に応答しようと踏ん張ったこと、そうすればするほど、自分の心臓が何か別の生物であるかのように自分の意に反して激しく動くばかりであったこと、そして何より相手のほくそ笑むような表情の気味悪さしか覚えていない。

今思うと、彼はどのスイッチを入れたら相手の気分が悪くなり、冷静を保てなくなるのか、それを熟知していて、巧みに私の心を操ったのだ。

このとき、私はサイコパスに対する生理的な不気味さを知った。

†死刑の確定したサイコパス

東京拘置所では、毎日のように所内で騒動を起こしている問題児がいた。彼はすでに何年も前に死刑が確定し、その執行を待つ身であった。

死刑になるほどの罪を犯していながら、毎日のように所内規則違反を繰り返し、理不尽でわがままな振る舞いをする彼は、絵に描いたような典型的なサイコパスである。

中学生の頃から素行の悪さが目立ち始め、悪い友人と付き合い、飲酒、煙草、シンナーを覚えた。高校に入ってからは、さらに素行が悪化した。日常的に喧嘩に明け暮れ、暴力は家族にも向けられた。気に入らないことがあると母と弟を殴った。ナイフを持ち出しての暴力沙汰も起こしている。

高校退学後に仕事を始めても、職場で金をくすねた挙句、とがめた上司に激しい暴力を振るい、相手が失明するほどの深刻な怪我を負わせている。

本件前には、数々の煽《あお》り運転を繰り返し、相手のドライバーを鉄棒で殴打して大怪我を負わせたり、行きずりの女性をナイフで脅して、鼻骨が折れるほどに殴りつけた後、強姦するという事件も起こしている。

そして本件は、金目当てに他人の家に押し入り、その家族四人を次々に殺害したという犯罪史上まれに見る残忍かつ凶悪な事件である。

私が東京拘置所での勤務を始めたのは、この男の死刑が確定した翌年であった。少年のときにこの事件を起こして逮捕された彼は、すでに三〇歳になろうとしていた。

死刑確定者のなかには、自らが犯してしまった罪の重さと、刑の重大さに愕然とし、精神的に不安定になる者もいれば、人間性に目覚め、深い反省の色を見せたり、宗教に帰依したりする者もいる。

しかし、この男は、何の反省の色も見せないばかりか、毎日お菓子を食べながらテレビを見てゲラゲラと笑いこけたり、のらくらと毎日を過ごしたりして、何か気に入らないことがあれば、些細なことで拘置所の処遇にクレームをつけ続けていた。

そして、二〇一七年の暮、ついにこの男に死刑が執行された。事件当時少年であった者に死刑が執行されるのは、盗んだ拳銃で四人を殺害した永山則夫以来、二〇年ぶりのことだった。

死ぬ間際、彼は何を思ったのだろうか。

†人格のアセスメント

さて、あまりにも残虐で理不尽な事件を起こしたこの男も、明らかにサイコパスである。彼の行動には、サイコパスの特徴が色濃くにじみ出ている。

まず、最も目立つ特徴は、その残虐性、冷酷性、粗暴性である。それは、人の生命を一顧だにせず、何のためらいもなく複数の人を殺害したり、性的暴力を含む残虐な暴力を振るったりしていることから明白である。

そこにはまた、共感性など血の通った温かな人間味のある感情は微塵も感じられず、良心の欠片も存在しない。そして、そもそも共感性や良心が欠如しているのだから、反省しろと言われても、それができない。

「相手の気持ちがわからないのか」と責めたところで、仕方がない。われわれがギリシャ語でギリシャ神話を読み聞かされて、「感動したか」と問われても、何もわからないのと同じである。ただ「わかりません」と言うしかない。彼には、相手の心がまったく見えないし、自分を責めるどんな言葉も異国の言葉のようにしか聞こえないのだから、「わかりません」と言うしかないのだ。

共感性や良心だけでなく、不安や恐怖心という感情もない。自分の犯した罪の重さについて、何も感じることができないばかりか、死刑を宣告されたということに対しても心が動かないのである。

行動の統制力が皆無で、衝動性が顕著であることも特徴的である。特に、カッとすると自分を抑えられず、粗暴な攻撃性が前面に出てしまう。また、拘置所での言動からは、未熟な自己中心性も際立っていた。

一方、若年で外国人女性と結婚し、そのほかにも複数の女性と関係を持っていたようであるが、彼には優れたコミュニケーション能力や、表面的で浅薄な「魅力」があるのかもしれない。意外に思われるかもしれないが、これもまたサイコパスに目立つ特徴の一つである。

†サイコパスについての統計

ところで、サイコパスと呼ばれる人々は、この世の中にどれくらい存在するのだろうか。研究者によってその推計はまちまちであるが、イギリスの神経科学者で、現代におけるサイコパス研究の第一人者であるジェームズ・ブレア（James Blair）によれば、およそ一般人口の一パーセントから三パーセント存在すると見積もられている。

また、刑務所に収容されている者を対象にすると、アメリカの調査では、その一五パーセントから二五パーセントがサイコパスと診断されている。

男女別に見ると、圧倒的に男性のほうが多く、女性の数倍から一〇倍程度が男性である。人種別では、どの人種でも差はないという研究がある一方で、アジアでは欧米に比べて一般人口に占める割合が小さいとの報告もある。

人口の一パーセントがサイコパスだとすると、日本の場合、何と百万人を超える数のサイコパスがいることになる。これは驚くべき数字である。

また、刑務所にいる犯罪者のなかの、わずか四分の一から六分の一程度しかサイコパスではないという数字にも驚かれたかもしれない。つまり、犯罪者のすべてがサイコパスではないし、サイコパスのすべてが犯罪者でもない。むしろ、サイコパスに関しては、犯罪者でないほうが圧倒的に多い。

サイコパスと聞いて誰もが想像するのは、シリアルキラーや猟奇的犯罪者なのかもしれないが、このような人々が百万人もいたら大変である。このような重大犯罪を行うサイコパスは、例外的に凶悪な者であって、大多数のサイコパスは、犯罪に関与すらしていない。だとすると、サイコパスとは一体どんな人たちなのであろうか。

この章では、四人のサイコパスの事例を挙げたが、いずれも犯罪的なサイコパスであった。しかし、サイコパスには多くのバリエーションがある。バリエーションの詳細は第三章で紹介するが、その前に次章では、サイコパスに共通する特徴について、さまざまな側面から説明したい。

第二章

サイコパスとはどのような人々か

――サイコパスの特徴

1　研究の歴史

†暴走トロッコ

坂道をものすごい勢いで、トロッコがこちらに向かって暴走している。そこには五人の人が乗っており、悲鳴を上げている。トロッコは明らかにコントロール不能になっていて、ブレーキ系統も故障しているようだ。

私とあなたは、トロッコ軌道のすぐそばに立っており、こちらに向かって暴走してくるトロッコを、どうにかしなければならないという思いで見つめている。われわれの背後では軌道が大きくカーブしていて、暴走トロッコはそのカーブを曲がり切れないだろう。すると、軌道を外れたトロッコの目の前にあるのは、最悪なことに切り立った崖である。

このままでは、トロッコもろとも五人は崖の下に真っ逆さまに落ちて、全員が死んでしまう。何とかできないだろうか。

一つだけ考えられる解決策がある。もし私が、横にいるあなたをトロッコの前に突き飛ばせば、トロッコはあなたにぶつかって止まり、あなたは死ぬかもしれないが、五人の命は助かるだろう。

そんな究極の選択が頭に浮かぶ。もし、このような場面に遭遇すれば、どのような行動を取ることが正しいのだろうか。このまま何もせず、五人を見殺しにするのか。一人の命と引き換えに五人の命を救うのか。

これは、「トロッコ問題」として有名な道徳的ジレンマの一例である。このようなジレンマに直面したとき、それが仮の設定であっても、われわれは相当に迷い、大きな不安を抱く。五人の命と一人の命。どちらもかけがえのない命であることは間違いないが、救える可能性もある。とはいえ、どちらの選択肢を取っても、後には大きな後悔の念や罪悪感が残るだろう。

どちらが正しいか、あるいはより正しいか。そもそも正しい答えはあるのか。

さらに、何が善で、何が悪か。われわれが思っていたよりも、善と悪が紙一重であり、その距離があまりにも近いことを知って愕然とする。このような、善と悪のせめぎ合う深淵に立たされると、われわれはしばしば身動きできなくなる。

なぜか。それは、われわれは「正しいことをしたい」という欲求に動機づけられているからだ。もちろん、人は常に聖人君子ではなく、ズルもするし、多少の不正もする。とはいえ、誰かの命がかかっているような場面に直面すれば、本能的に「助けたい」と思う。だからこそ、ここでわれわれが板ばさみになるのは、「できるだけ多くの人を救うべき」という道徳と、「正当な理由があっても、罪のない人を殺すべきではない」という道徳の間のジレンマだ。

しかし、この世の中には、こうした道徳のジレンマに心を揺さぶられることなく、眉一つ動かさずに、それを軽々と飛び越える人たちがいる。

そのような者たちは、何の迷いもなく、自分の傍らに立つ一人を突き飛ばし、「これで五人が救えたのだから、めでたしめでたし」とうそぶいてみせる。彼らにとって、命は単純な足し算であり、五人の命は一人の命の五倍分だと考える。

果たしてそうだろうか。われわれが逡巡したのは、たとえ一人であっても、その人には家族や友人がいて、その人が紡いできた人生があって、夢があって、大切なものがあるなどと思いを巡らせたからである。

一人の命も五人の命と同じように貴重で、決して数の多寡には還元できないと考えるからだ。いや、考えるというより、それは感情に基づく判断だというほうが近いだろう。

その一方で、五人の命と一人の命を天秤にかけ、数の多い少ないだけで判断できる人には、そのような道徳や想像力、そして感情が決定的に欠如している。

言うまでもなく、彼はサイコパスだ。

†サイコパス最大の特徴

サイコパスを特徴づける要素はたくさんあるが、なかでも一番の中核的要素は、良心や共感性の欠如である。

ハーバード大学の心理学者マーサ・スタウト（Martha Stout）は、サイコパスについて、その中心的な特徴を「良心が欠如していること」と簡潔に示している。

良心や共感性とは、頭で考えて判断するという類のものではなく、われわれの心の奥底にある感情的な特性であり、いわば生まれ持った生得的な特性である。

幸いにして先天的な障害がなければ、われわれは何の努力をしなくても、光を見て、色を見ることができる。赤い花を見れば、誰に教わることなく、そこに赤を見る。

良心もそれと同じように、ある程度は生まれながらに備わっている。しかし、生まれながらに良心が欠如した人々がいる。

これがサイコパスの最大の特徴である。盲目の人が、赤い花を見ても赤を感じることができないように、サイコパスは物事の善悪に心を動かされることがない。いわば、善悪について盲目な人がサイコパスだ。

この章では、サイコパスの定義とその特徴について、四つの因子に整理しながら解説したい。前の章で紹介した事例には、共通しているところがたくさんある。それを抽出したものが、ここで述べるサイコパスの特徴である。

†サイコパス研究の歴史

サイコパスのような良心を欠いた人々は、昔から心理学者や精神医学者、犯罪学者らの関心の的となり、長らく研究の対象となってきた。

十八世紀後半から十九世紀にかけて活躍したフランスの精神医学者、フィリップ・ピネル（Philippe Pinel）は、このような人々を「妄想なき狂気」と呼んだ。妄想のような異常体験はないが、良心や自制心を欠いた異常な行動パターンを有する人々のことを、一種の「狂気」としてこう名づけたのである。

ドイツの精神医学者クルト・シュナイダー（Kurt Schneider）は、自らが悩むか他人を悩ませるような、正常から著しく逸脱したパーソナリティを「精神病質」（psychopathy）と呼び、一〇類型を挙げた。そのなかには、「抑うつ型」「自信欠如型」「無気力型」などとならんで、「情性欠如型」がある。

「情性欠如型精神病質」とは、「情性」、つまり良心や人間らしい感情が欠如しており、自己または他者の苦痛や不幸に心を動かされないような人々のことである。現在のサイコパス概念に最も近いのが、この情性欠如型である。

また、サイコパスとよく似た用語として、ソシオパス（sociopath）という言葉もあるが、これは「社会を悩ます精神病質」という意味であり、現在はほぼサイコパスと同義で用いられている。

さらに、厳密に言えば、特性を指すときは、「サイコパシー」という用語を用い、サイコパシー特性を有する者のことを「サイコパス」と呼ぶが、本書では、煩雑さを避けるために、いずれの場合も「サイコパス」という用語を用いることとする。

シュナイダーとほぼ同時代にアメリカで活躍した精神医学者のハーベイ・クレックリー（Harvey Cleckley）は、その著『正気の仮面』において、現代のサイコパス概念につながるサイコパスの特徴、症状を記述し、サイコパス研究の道筋を開いた。

彼は、著書で一五のサイコパスの事例を丹念に記述し、共通する特徴を基に診断基準を提唱した。そして、サイコパスの中心的特徴は、不安の欠如であると主張した。つまり、誰もが想像するような、良心を欠き、攻撃性や残忍性などを中核とするサイコパス像とは、少々異なったものとしてとらえたのである。クレックリーの業績はいまだに色あせておらず、現在においても多くの研究者に参照され続けている。

現代において、サイコパス研究の第一人者と呼ばれるのは、カナダの犯罪心理学者ロバート・ヘア（Robert Hare）である。ヘアは、刑務所の心理専門職として、そのキャリアをスタートさせ、臨床場面で出会った特異な犯罪者の一群をサイコパスとして概念化した。

彼は、サイコパスの明確な診断基準を確立し、その診断のためのツールを開発することが何より必要であることを強調した。それまでの専門家は、サイコパスの特徴を記述したり、原因を究明したりすることには熱心であったが、正確な診断のための方法を欠いていたからである。

ヘアは、臨床上、さらには社会的にも重要なことは、サイコパスをきちんと見分け、適切な対処をすることだと考え、サイコパス診断のための「サイコパス・チェックリスト」

を開発した。これは、現在でも最も信頼の置けるツールとして、世界中で広く活用されている。

†サイコパス・チェックリスト

サイコパス・チェックリストには、当初二二項目があったが、のちに数度の改訂を経て、現在は二〇項目となっている（表2-1）。

臨床場面においては、専門家が本人と面接をしながら、各項目にどれだけ当てはまるかを判断し、〇点から二点までの三段階で評定する。したがって、スコアの範囲は、〇点から四〇点までとなり、三〇点以上をサイコパスと診断する。

これだけ聞くと、誰でも簡単にチェックできるように思われるかもしれないが、実際はこれを使いこなすのは相当に難しい。しかも専門家といえども、このツールを誰でも自由に使うことはできない。適切な資格や学位を有した者が、定められた研修と訓練を受ける必要がある。そのうえで、資格認定を受けた者だけが使用できる。認定番号を申告しなければ、そもそも質問紙一式を購入することすらできない。

このように厳密な要件を定めているのは、いくつか理由がある。まず、サイコパスと診断されることは、本人に大きな不利益をもたらす可能性がある。裁判において、危険性や問題性が高い者と判断され、厳しい刑に処せられるかもしれないし、差別や偏見の対象となるかもしれない。したがって、軽々しく誰もがレッテル貼りをしないようにすることが大切なのである。

もう一つの理由は、診断において、サイコパスに騙されて、操作されないようにすることの防止である。たとえ心理学や精神医学の専門家であっても、サイコパスの特徴や危険性を熟知していないと、その表面的な印象や虚言に騙されてしまうことがあるからだ。

私自身、この訓練を受けたときの苦々しくも恥ずかしい記憶がある。訓練では、実際のサイコパス、またはそうでない人物に対して、心理学者が面接をしているビデオを観ながら、サイコパス・チェックリストで評定をする。まさに、本番さながらのトレーニングである。

そのなかで、私はあるサイコパスが語る嘘のストーリーにまんまと騙されて、「非サイコパス」の判定をしてしまった。その人物は、重大な犯罪を行ってはいたが、自分の犯した行為の結果を知って、どれほどショックを受けたか、そしていかに反省しているか、感情たっぷりに滔々《とうとう》と述べていた。

表2-1　サイコパス・チェックリストの概要

対人因子
表面的な魅力
尊大な自己意識
他者操作性
病的な虚言癖
長続きしない婚姻関係
感情因子
冷淡性、共感性欠如
良心の呵責や罪悪感の欠如
浅薄な情緒性
自分の行動に対する責任を感じない
生活様式因子
衝動性
刺激希求性
行動コントロールの欠如
現実的で長期的な目標欠如
無責任性
寄生的ライフスタイル
反社会性因子
幼少時の問題行動
少年非行
早期からの行動的問題
仮釈放の取り消し
犯罪の多方向性

引用元：Hare（1991）

今思い返せば、それはいささかドラマティックすぎたし、話に矛盾するところもあったのだが、まんまとその「ストーリー」に引き込まれてしまったのである。

ヘアは、サイコパスの特徴は、四因子から成ると考えている。それは、対人因子、感情因子、生活様式因子、反社会性因子である。

ただし、研究者によって考えが一致しているわけではない。例えば、ヘア自身、当初は二因子説を唱えていたし、現在でもイギリスの心理学者クック（David Cooke）とミッチー（Christine Michie）は、三因子モデル（対人因子、感情因子、行動因子）を提唱し、こちらのほうがより一層、サイコパスの特徴を説明できると述べている。

ここでは、ヘアの四因子説に沿って、各因子に含まれるサイコパスの特徴について紹介したい。

2　第一因子：対人因子

サイコパスは、対人的に重大な被害をもたらすだけでなく、その対人関係の持ち方には、きわめて特徴的な側面がある。それを簡単にまとめると、表面的な魅力、他者操作性、虚言癖、誇大化した自尊心などである。

さらに、性的に放縦で、短い婚姻関係を繰り返す傾向も特徴的である。

ただし、ヘア自身は、性的な放縦さについては、四因子のどれにも含まれないものとして分類したが、ここでは対人因子に関連するものとして述べる。

†表面的な魅力

サイコパスの対人的特徴として筆頭に挙げられるのは、一見人当たりがよく、魅力的であるという点である。サイコパスは、邪悪な顔をして、われわれの前に現れてくるわけではない。

スタウトは、この点について「恐ろしいことをする人間は、外見的には恐ろしそうに見えない。悪魔の顔をしていない」と述べる。むしろ、天使のような顔をして、耳障りのよい言葉を並べ、心の隙間にすっと入り込んでくる。悪魔よりもずっと始末に負えないのがサイコパスである。

座間事件のときも、冷血で残虐な事件である反面、その容疑者が女性には優しい言葉をかけたり、悩み相談に乗ったりしていたという「二面性」がクローズアップされた。しかし、サイコパスの特徴を念頭に置いたとき、これは何も不思議なことではなく、むしろ容疑者がサイコパスである可能性を強める証言であることがわかる。

危険な人は魅力的とはよく言われることであるが、これは特にサイコパスに当てはまる。彼らには、カリスマ性と呼んでもよいほどの表面的な魅力がある。

一九七一年に若い女性八人を殺害した連続殺害事件の犯人、大久保清は、まさにこのような人物であった。彼は派手なスポーツカーに乗り、ベレー帽にロシア風のシャツ、ルパシカという、いかにも芸術家風の装いで被害者を物色していた。そして、「モデルになってくれませんか」などと、次々と若い女性に声をかけ、誘いに乗った女性に性的暴行や殺害を重ねた。

大久保は、事件の約十年前に結婚しているが、彼の妻は、警察の調べに対し、彼と出会ってから結婚するまでのいきさつについて、筑波昭のルポ『連続殺人鬼　大久保清の犯罪』のなかで、次のように語っている。

二人でする話は本のことが一番多かったような気がします。わたしが本好きなことを清が知ったためでしょう。そのほか詩や山のことなども話題にしました。
　そのような交際が続いて、わたしは清が好きになったのであります。とりわけわたしが深く印象づけられたのは、わたしをじっと見つめたなり、決してそらさずに話しつづける眼でした。わたしはこの眼の印象から、清を誠実味のある男性と思いこんだのであります。

この点について、スタウトは、サイコパスのテクニックは「相手を魅了することだ」として、次のように表現している。

> たとえば私たちは大型の猫族を目にすると、しなやかな体の動き、人を寄せ付けない雰囲気、そして強さに魅せられる。だが、わるい場所でわるいときに豹《ひょう》に遭遇した場合、その目に見つめられると相手はその視線を避けられず、体が麻痺していまい、餌《え》食《じき》として最後を迎える。

このような特徴を備えた者だからこそ、サイコパスは、連続殺人事件のような特異な事件を起こすことができるのだ。連続殺人事件を犯すためには、数多くの被害者を言葉巧みに誘い出して魅了することができなければならない。

つまり、相手を惹きつけるだけの魅力と、卓抜したコミュニケーション能力が、サイコパスの特徴である。

しかし、どれだけ優しい言葉をかけていても、そこに感情はない。それは偽の優しさであり、演技である。共感しているように見えても、共感している振りをしているだけである。

冷静になって、その言葉に耳を澄ますと、どこか上滑りしていて薄っぺらいことに気づく。しかし、往々にして警察や心理学の専門家ですら騙されるほどであるから、サイコパスのクモの巣にとらわれている間は、その被害者が騙されていることに気づくのは至難の業だと言える。

✝他者操作性

サイコパスは、人を操作する術に長けている。それればかりか、心に弱みや悩みを抱えている人を見抜くのが得意で、そのような人に近づいては、巧みにその心の隙間に取り入ろうとする。

　そして、相手の弱みにつけ込んで、相手をそそのかしたり、騙したりして、意のままに操ることができる。このとき、彼らは被害者を「獲物」としか見ていない。自分の欲求を充足するための対象としか考えていない。こうして、窃盗や詐欺をはたらいたり、性的な搾取をしたりする。暴力で相手を支配下に置くこともある。

　再び座間事件のケースを見ると、被害者の多くは自殺願望のあった女性だと報道されている。ＳＮＳで自殺願望をつぶやく相手を探しては、悩み相談に乗ったり、「自分にも自殺願望がある」「楽に殺してあげる」などと話を合わせていたという。長いときには、何時間も悩みを聞いていたのだそうだ。このとき、被害者の目には、この男が、自分を苦しい世の中から救い出してくれる救世主のように映ったのであろう。

　カルトの教祖にも、同じことが当てはまる。カルトに群がる信者は、やはり心にどこか傷を負っていたり、悩みのある者が多い。

　オウム真理教は、社会に不満や不安を抱く若者を巧みに勧誘し、信者となった者を洗脳して、殺人者にまで仕立て上げた。「教祖」麻原彰晃こと、松本智津夫は、自らは直接手を下さぬまま、代表的な二つの事件である松本サリン事件では八人、地下鉄サリン事件では一三人もの人命を奪った。

彼が使った洗脳のテクニックこそ、まさにサイコパスの得意技である。それは、どこかで習ったテクニックなのではなく、サイコパスが生まれながらに備えている天性のスキルなのだと言える。

サイコパスが他人を騙し、操作する目的は、相手を自分の支配下に置くためである。サイコパスにとって、人間関係は勝つか負けるかのゲームでしかない。他者を貶《おとし》めて支配することによって、自分の力を感じたり、相手から所有物や金銭、ときには命さえ奪ったりすることに喜びを感じている。カルトの多くが、信者に多大な「お布施」を要求するのも、こう考えると不思議なことではない。

†病的な虚言癖

サイコパスは、病的な虚言者でもある。まさに、息を吐くように嘘をつくと言っても過言ではない。

大久保清は、画家だと偽って、ほぼ毎日のように何人もの女性に声をかけていた。その姿は、まるで何かに取り憑かれてでもいたかのようである。

彼が嘘をついていたのは、被害者だけではない。周囲のあらゆる人との関係は嘘で塗り固めたようなものだった。例えば、彼は結婚するまで、妻には偽名を使い、素性も偽っていたという。いよいよ結婚する段になって、「大久保家に養子に行った」などとその場しのぎの嘘でごまかしている。このように、偽名を使うのは、サイコパスの大きな特徴の一つである。

そして、何よりの特徴は、嘘がばれても、まったく動揺の気配を見せないことである。さらりと話題を変えたり、適当に言い繕ったりして、平気の態度であるため、狐につままれたような気分になり、こちらのほうが間違っていたのではないかと思うほどである。

カルト教祖が、自分には神秘的な力があると信者に信じ込ませるのも嘘であるし、ガラクタの壺や置物にご利益があると言うのもすべて嘘である。カリスマ性のあるサイコパスが、自信たっぷりにつくあまりにも壮大な嘘には、意外なほど多くの人が騙されてしまう。

繰り返しになるが、捜査官や心理学者のような専門家ですら、サイコパスには騙されてしまうことが多い。ときに、サイコパス犯罪者は、取り調べに素直に応じたり、刑務所内では模範的受刑者となったりする。「自分は生まれ変わった」などと述べ、熱心に治療プログラムを受けたり、通信教育を受講したりする。しかし、それらはみな、上辺だけの演技であり、嘘である。

大久保清は、連続殺人事件の前に、別の強姦致傷事件や恐喝事件で刑務所に入っているが、そのときには、何と刑務所内で何度も表彰され、仮釈放までもらっている。連続殺人事件を起こしたのは、仮釈放になってすぐのことである。

大久保は、仮釈放中には保護観察を受けることが義務づけられ、保護司の元を定期的に訪問して近況報告をしなければならなかった。保護司とは、刑務所を仮釈放となった者や、執行猶予中の者を指導する民間のボランティアである。

彼と保護司とのやり取りの一端は、『連続殺人鬼　大久保清の犯罪』で以下のように紹介されている。


「ありがとうございます。いつもご心配をかけてすいません」大久保はていねいというよりも如才ないのだが、老保護司の眼にはきわめて好もしく映るのだ。

「ところで商売のほうはどうかね」

「はい、目下着々準備をすすめておりまして、近日中に開業の運びになっておりますので、どうかご安心ください」

（中略）

「先生、わたしもこんどは完全に心を入れ替えました」

「わかっとるよ」

「ですから、こんどの商売には命を賭けているんです」

商売の話も、心を入れ替えた話も、まったくの嘘でたらめである。この会話の舌の根も乾かぬうちに、大久保は車を飛ばして女性を物色しに出かけ、一六歳の女子高校生を強姦している。

†性的な放縦さ

このような対人関係のパターンを有するサイコパスは、性的関係においても、同様のパターンが見られる。表面的魅力や嘘で相手の心につけ込んでは、不特定多数の相手と性的な関係を結ぶ。

しかし、もちろんそこに愛情はなく、相手を自分の性的欲求を充足させるための単なる道具としか見ていない。したがって、結婚や同棲をしても、その関係は長くは続かない。

二〇〇一年に起きた大阪教育大学附属池田小学校事件では、包丁を持って学校に侵入してきた一人の男によって、小学生八人の命が無残にも一瞬のうちに奪われた。犯人の宅間守は、事件後もまったく反省の色を見せず、二〇〇四年に死刑が執行された。

彼は、生涯で四度の結婚、離婚を繰り返している。お見合いパーティーに足繁く通っては、偽名を使って「医師である」「航空会社に勤務している」などと嘘をついて、女性に近づいていた。そして、結婚した後は、暴力を振るったり、仕事をせずに寄生的な生活を送ったりしていた。

パートナーに暴力を振るうドメスティック・バイオレンス（DV）の男にも、サイコパスは多い。ヘアは、暴力を振るう夫の二五パーセントはサイコパスの基準を満たすと見積もっている。

彼らは、相手を虐待したかと思うと、すぐに涙ながらに反省の弁を述べるなどして、パートナーの許しを乞うことがあるが、もちろん、これも相手を操作し、支配するための演技にすぎない。

このような男に愛想を尽かして、女性のほうが逃げおおせることができればよいが、なかには執拗に追いかけてストーカーとなったり、命を奪うまでの暴力に発展したりするケースもある。

†自己中心性と傲慢さ

サイコパスの表面的な人当たりのよさの下には、肥大した自己中心性と傲慢さが隠れている。

彼らは、自分が世界の中心であると信じて疑わず、自分自身がルールであり、ほかに従うべきルールはないと思っている。したがって、簡単に社会規範や法を破ることができる。しかし、それも彼らに言わせれば、「自分のルールには従っている」ということになる。また、そうした行為ゆえに、周囲から責められることがあっても、悪いのは社会であり、そのルールが間違っているとすら考える。

他人をたやすく騙したり、利用したりするのも、自分以外の他者にも自分と同じような価値があるとは考えないからだ。まさに、サイコパスは誰でも、自分が教祖であるカルトの頂点にいる者だと言ってよいだろう。

次章で詳しく述べるが、世の中には犯罪行為を行わないサイコパスもいる。しかし、非犯罪的サイコパスであっても、尊大さや傲慢さは依然としてよく見られるし、犯罪にならない程度に人を欺き、利用することも多い。企業の経営者、政治家、アーティスト、芸能人、科学者などに多いタイプだと言われている。

3 第二因子：感情因子

サイコパスの感情は、ほかのどのようなパーソナリティ障害にも見られないほど独特であり、これがまさに、サイコパスを最も特徴づけるものだと言って過言ではない。

ヘアの代表的著作である『診断名サイコパス』の原題は、“Without Conscience”であり、「良心を欠く者」という意味である。つまり、この章の冒頭でも述べたように、サイコパスを一言で言い表すとすれば、「良心を欠く者」だと言える。

†良心の欠如

そもそも、良心とは何だろうか。

精神分析学の祖、ジグムント・フロイト（Sigmund Freud）は、良心とは、幼い頃の親の禁止が内面化されたものだと考え、それを超自我と名づけた。幼い子どもは、本能的欲求のまま行動するが、超自我が発達するにつれて、次第に超自我の禁止に従って自分の欲求を統制しながら、社会化されていく。

一方、スタウトは、フロイトは良心を概念化するに当たって、重要なものを切り捨ててしまっていると述べる。それは、愛とそれに関わるあらゆる感情であるという。つまり、良心とは、単に何かを恐れて行動を選択するようなものではなく、愛、思いやり、優しさといった、他者への感情的愛着から生まれる義務感であるという。良心とは、頭で考えるものではなく、愛情に基づく感情である。

それでは、良心が欠如しているとは、どういう状態だろうか。

それは、他者への思いやりや配慮を欠き、愛という感情のない状態である。自分の行動によって、相手がどうなろうが、まったく気にかけない状態である。

先に、良心とは軛であるとも述べた。われわれの利己的な行動や、他者や社会に対する有害な行動を押しとどめるはたらきをするのも良心である。

何か悪いことをしたり、考えたりするとき、われわれは「良心の呵責《かしやく》を感じる」という言葉を使うが、良心はわれわれのなかにあって、悪い企てや行動を責め立て、抑制するものである。このとき、われわれは不安や恐怖という感情を抱くし、もし何か間違った行動に出たのだとすると、後になって胸が苦しくなったり、気持ちが落ち込んだりする。

良心は、このような不快感情を伴うことがある。それは、心理学的に見ると「条件づけ」というメカニズムで説明できる。

条件づけと言えば、パブロフの犬の実験が有名だ。ロシアの生理学者イワン・パブロフ(Ivan Pavlov)は、犬に餌をやるときにいつもメトロノームの音をペアにして聞かせた。これを繰り返すうちに、犬は餌がなくてもメトロノームの音だけで唾液を流すようになった。

餌と唾液の分泌は、生得的で自然な反応であり、これを「無条件反射」という。しかし、メトロノームの音と唾液の分泌は、パブロフによって新たに作られた反応であり、これが「条件反射」である(図2-1)。

フロイトの説に立ち返って、子どもが良心を獲得する過程を考えてみる。親の叱責によって、子どもが恐怖や不安を抱くことは自然な反応であり、これは「無条件反射」である。条件づけのプロセスは、子どもがいたずらをしたり、悪いことをすると、親から叱責され、その結果不安や恐怖を抱くようになるというところに生じる。

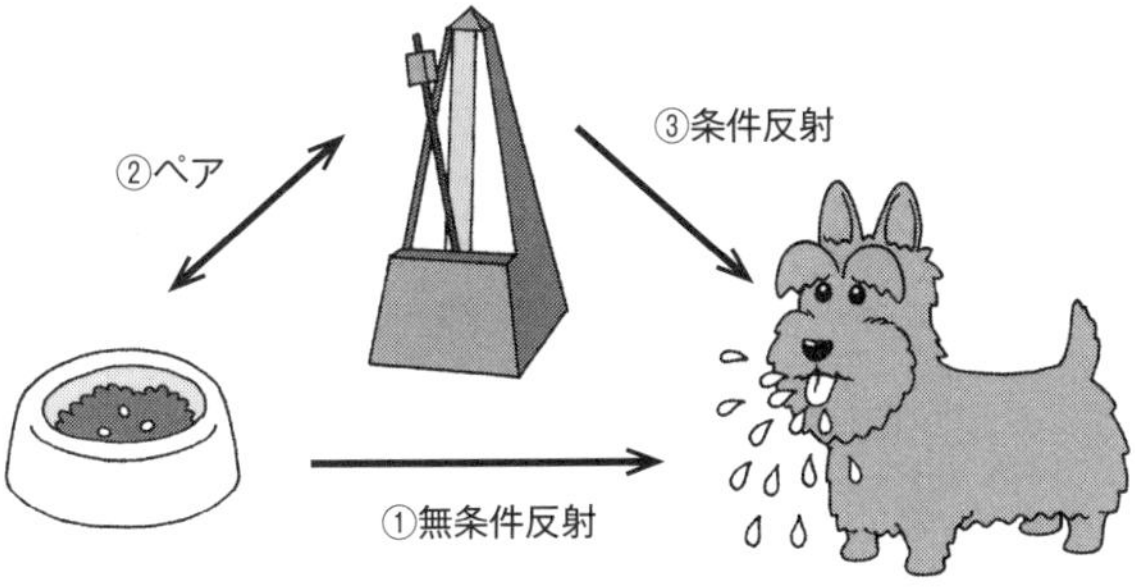

① 餌によって唾液を分泌（無条件反射）
② 餌とメトロノーム音をペアにして反復呈示（条件づけ）
③ メトロノーム音だけで唾液を分泌（条件反射）

図2－1　条件づけ

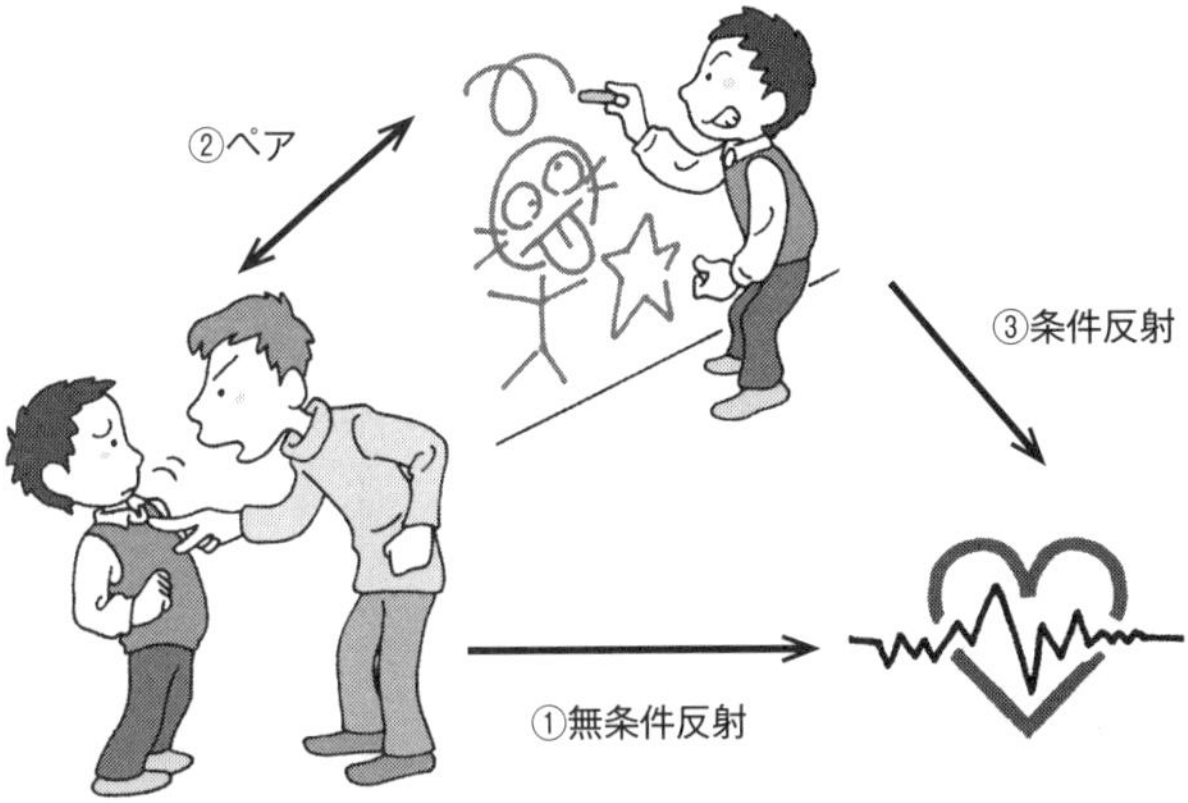

① 叱責されると心臓がドキドキし不安になる（無条件反射）
② イタズラや悪いことをすると叱責されることが反復（条件づけ）
③ 悪いことを想像するだけで心臓がドキドキする（条件反射）

図2－2　恐怖条件づけ

ここでは「悪いこと」と「叱責」がペアとなることが反復され、学習される。そして、悪いことをしたり考えたりするだけで、叱責はなくても不安や恐怖が喚起されるようになる。悪事と不安が条件づけられたからだ。あたかも、メトロノームだけで餌がなくても犬が唾液を流したように（図2-2）。

したがって、普通の人は、悪いことを考えただけでも、不安や恐怖といった不快感を抱くのであるが、サイコパスにはこれがない。不安や恐怖といった感情的シグナル、つまり良心の呵責や軛がなく、平気で悪事をはたらくことができる。

後で詳しく説明するが、サイコパスは、脳のなかのこのような感情に関する回路が壊れていると考えられている。

†共感性や罪悪感の欠如

良心を欠いたサイコパスに見られる別の感情的特徴は、共感性や罪悪感の欠如である。サイコパスは知能に問題があるわけではない。したがって、善悪の区別はついている。しかし、共感性という歯止めがないために、平気で悪事をはたらくし、その後も罪悪感を抱くことがない。

二〇〇四年に福岡県大牟田市で起きた四人連続殺害事件は、貸金業を営んでいた家族三人とその友人が、無残にも金目当てで殺害された事件である。

犯人は、被害者の知人であった暴力団組長を父とする一家四人であった。事件の結果、何と加害者家族四人全員に死刑が言い渡された。わが国の犯罪史上でもまれに見る特異な凶悪事件である。

この事件で実行役を務めた次男の北村孝紘（当時二〇歳）は、獄中で手記を発表しているが、そこにはサイコパス特有の共感性や罪悪感の欠如が見事に現れている。

彼らは二人目の被害者を車のなかで殺害した後、まず長男の孝が、車の窓に指で「人殺し」と書いてニヤリと笑ったかと思うと、孝紘は同じように指で「二人目」と書いてほくそ笑む。ドラマのなかですら、このような醜悪なシーンは見たことがない。

そして、手記の最後にはこのように記している。

俺のこの人生はとても短く、その分太いものとなった。またそのことに対して俺は一切の後悔もない。それどころか、自分では満足とすら思っている。

この先、刑が確定し、いつか執行されるだろうが、その時はその時で仕方がないだけのこと。自分が決めて進んだ道だから。それに、俺は人を殺すのに快感を憶えて、人殺しを楽しんだ。次は刑により殺される方を経験してみるのもいいかもしれないと思う（笑）。

罪悪感がまったく欠如しているばかりか、被害者や遺族の感情などに少しも思いを馳せることのできない姿に、われわれは愕然とし、底知れぬ怒りをおぼえる。人間として、最も大事なものが壊れているとしか言いようがない。

また、死刑となる自分の行く末にも何の恐怖や不安もないようだ。これは、第一章で紹介したサイコパスの事例と同じである。

われわれが、北村の言葉に怒りをおぼえるのは、われわれには共感性が備わっているからだ。北村によって殺された被害者や、その遺族の気持ちを想像し、その心情を思いやることができるのは、共感性のはたらきである。

共感性とは、他人の気持ちを慮《おもんぱか》る感情のことであるが、これには二種類の異なった性質のものがある。一つは「認知的共感性」であり、心理学ではこれを「こころの理論」とも呼んでいる。それは、他者の言動や表情から、その気持ちを推察する能力のことである。

自閉症などの発達障害では、このような能力に障害があるケースがあり、相手の立場を顧みることができず、一見自分勝手に見える言動に出ることがある。しかし、こうした能力は、ある程度は訓練して育てることができる。

共感性のもう一つは、「情緒的共感性」である。これは、相手の気持ちを頭で推察するだけでなく、同じように追体験する能力のことである。悲しいドラマを観て涙を流すのも、人の幸せをわがことのように喜ぶのも、この能力ゆえである。

サイコパスには、この両者が欠けている場合もあるが、頭では相手の気持ちが推察できるケースが多い。したがって、愛情や反省を口にすることはある。しかし、それは「認知的共感性」であるにすぎず、「情緒的共感性」が欠如しているため、心はまったく動いていない。

†冷淡さ、残虐性

良心の欠如、共感性の欠如からの当然の帰結は、冷淡さ、残虐性である。良心がはたらかず、他人の気持ちを思いやることができないのであるから、他人にはとことん冷たく、冷酷になることができ、残忍なことも平気で行う。

暴力を振るうときも、非サイコパスの犯罪者と比べて、サイコパス犯罪者は容赦のない苛烈な暴力になることが多い。被害者をモノのように扱い、遺体を凌辱したり、損壊したりすることもある。暴力への抵抗感がないため、歯止めが利かないのである。粗暴犯罪やレイプなどを繰り返す者には、サイコパスの割合がきわめて多い。

†浅薄な情緒性

対人的特徴として述べたように、サイコパスは一見人当たりがよく、優しい言葉をかけたり、同情を示したりするが、よくよく付き合うと、あるいは専門家が見ると、言葉だけが上滑りしていて、感情自体はとても薄っぺらいことに気づく。

情緒を表す語彙が乏しく、今抱いている感情を詳しく説明するようにと言われても、細やかな表現ができないことが特徴である。実際、細やかな心の動きがないので、表現しろと言われてもできないのである。心の襞《ひだ》がなく、感情に深みや人間味がないのがサイコパスである。

ヘアは、サイコパスのこのような状態を評して、「言葉を知っているが、響きを知らない」と述べている。彼らにとって、感情は文字で覚えた知識でしかなく、実際に心が揺れ動いたり、喜びや悲しみを体験したりすることがない。まるで、セリフを読んでいるような空虚な言葉を操ることしかできない。

ヘアは、「机」「椅子」という中立的な言葉と、「癌」「死」という感情を動かされるような言葉をサイコパスに提示して、そのときの脳のはたらきを測定したが、驚くべきことがわかった。サイコパスの脳は、「死」という言葉を聞いても、「椅子」という言葉を聞いたときと同じような平板な反応しか示さなかったのである。

同様に、ブレアの実験では、人々が苦しんでいたり、子どもが泣いていたりする写真を見せた。しかし、サイコパスの自律神経反応（心拍や皮膚電気反応など）は、ほとんど変化しなかった。これらもまた、脳機能の重大な欠陥であると言える。

✝不安の欠如

サイコパス研究の祖、クレックリーが強調したように、サイコパスには、不安や恐怖心が欠如している。良心の呵責のところでも述べたが、悪事をはたらくときだけでなく、そもそも彼らは何かにつけ、不安を感じることがない。

不安という感情は、われわれが生きていくうえで、重要なシグナルとしてわれわれ自身を守ってくれるはたらきを持つ。危険を察知すると、不安のシグナルが鳴り、慎重に行動するのが普通の人間である。

これは、人類が誕生したときから、身を守るために発達させてきた能力の一つである。例えば、原始時代、動物に襲われないように、あるいは敵対する部族に襲撃されないように、人々は今以上に緊張のなかで生きていた。捕食動物の鳴き声を遠くに聞いたときや、周囲の状況に何かいつもと違ってただならぬ兆候を感じ取ったとき、不安のシグナルが鳴って、身構えたり、逃れたりするような行動を取って身を守ったのである。

しかし、ときに不安は厄介者にもなる。不安が過剰になると、現代人の病ともいえる不安障害やうつ状態になってしまうこともある。必要以上に過去をくよくよと思い悩んだり、将来を気に病んだりしすぎる人は、「ネガティブ思考」に陥り、このような精神的障害を発症してしまう。

また、それほどではなくても、不安や緊張が強いと、普段は上手にできていたことが、いざという大事な場面で失敗したり、仕事のパフォーマンスを落としたりすることもある。

不安や恐怖を感じることのないサイコパスは、どんな大胆な行動でも、そしてそれが相手を傷つけ、社会のルールに反する行動であっても、平気で実行に移してしまう。そこに、ためらいや動揺は見られない。

4　第三因子：生活様式因子

聖書のマタイ伝には、「明日のことを思いわずらうな。明日のことは、明日自身が思いわずらうであろう。一日の苦労は、その日一日だけで十分である」と説かれている。島崎藤村も、『千曲川旅情』の歌のなかで、次のように詠っている。

昨日またかくてありけり
今日もまたかくてありなむ
この命なにを齷齪《あくせく》
明日をのみ思ひわづらふ

確かに、どんなに将来を思いわずらったところで、われわれが生きられるのは、今という時だけであり、今を懸命に生きればいいのだという古人の教えは尊いものである。

とはいえ、一方で、われわれは、過去の経験のうえに現在の自分があると考えており、過去の反省から現在の言動を改めることもある。また、将来のことを考えて、計画を立てたり、現在の行動を方向づけたりすることも重要である。

したがって、その日暮らしで先のことを少しも考えないことは、現実的とは言い難い。しかし、サイコパスには、このような刹那的なライフスタイルが支配的である。

†現実的かつ長期的目標の欠如

サイコパスには、独特のライフスタイルを送る者が多い。彼らは、現在にしか根を張っていないので、過去にはこだわらず、将来のことも考えない。そのため、その日暮らしのような浮き草的生活となりやすい。

先のことを考えて、貯金をしたり、保険に入ったりすることもなければ、健康を考えた食生活や運動を実践したりすることもない。

自分の人生について、現実的な目標を立てることができず、何も考えていないか、非現実的で壮大な野望を抱いたりする。大志を抱くのはよいが、そのためには教育を受けたり、地道な努力を重ねたりするべきである。しかし、そのようなことには関心がない。仕事をしても長続きせず、経済的に誰かに寄生したり、非合法的な手段で生計を立てたりしている。

†衝動性と刺激希求性

現在にしか根を張っていないサイコパスには、衝動性も目立っている。目の前の自分の欲求だけにとらわれ、相手のこと、周囲の状況、その行動がもたらす将来の結果などに考えをめぐらすことをしない行動パターンである。

例えば、目先の楽しみに心を奪われて、後先のことを考えずに危険な違法薬物に手を出したり、怒りに任せて暴力行為に及んだりする。

常に刺激を求め、「崖っぷち」のようなライフスタイルを好むのも彼らの特徴である。単調な日常生活にはすぐ退屈する。猛スピードで危険な運転をし、常に追い越し車線を走る。もちろん、シートベルトなどはしない。頻回の引っ越しや、ふらっとあてもなく旅に出ることも多い。

アメリカの心理学者ズッカーマン（Marvin Zuckerman）は、このようなライフスタイルを求める傾向を、刺激希求性（sensation seeking）と呼んだ。つまり、常に刺激を追い求めているのである。その特徴としては、スリルと冒険を好むこと、常に新奇な経験を求めること、抑制がないこと、退屈を極端に嫌悪すること、などが挙げられる。

†無責任性

サイコパスは、生活のあらゆる面で無責任な行動を取る。法律やルールを守らないのは、先に述べたとおりであるし、金銭面でもきちんと支払い義務を履行することがなく、借金を平気で踏み倒す。

仕事に就いたとしても、遅刻や欠勤の常習犯であり、飲酒して職場に現れたりするなど、職場のルールを意に介さない。

結婚しても配偶者を顧みることはなく、子どもができても育児や親としての責任を放棄する。

こうした行動を責められたとしても、一向に意に介さず、行動を改めることはない。むしろ、何かと理由を見つけては、周囲のせいにして責め立てる。極端なクレイマーになることも多い。

5　第四因子：反社会性因子

これまで挙げたような、さまざまなサイコパスの特徴が、いちばん問題として顕現するのが、言うまでもなく犯罪行為であり、われわれの権利や財産、安全を侵害する反社会的な行為である。

良心や共感性を欠き、他人を自らの利益追求のための対象としか見ず、衝動的で無責任な彼らの行動パターンは、当然のことながら犯罪という形を取ることが多い。しかも、彼らは幼い頃から、一貫して反社会的行動に手を染めており、それがほぼ一生涯続く。

なかには、巧みに法の網をかいくぐったり、法律違反すれすれのところでうまく立ち回っていたりする者もいる。そのような者たちは、厳密な意味では「犯罪者」ではないかもしれないが、反社会性という点に関しては変わらない。

†少年期の非行

サイコパスの反社会性は、幼少期から露わになってくる。遅くとも一〇歳から一二歳の頃までには、多種多様な問題行動が出現する。例えば、嘘、盗み、火遊び、暴力、いじめ、家出、怠学、性的いたずら、動物虐待などである。

子どもの頃は、体力的な限界や行動範囲の狭さもあって、その粗暴性は、幼いきょうだいや遊び仲間の子どもたち、あるいは動物などに向けられるのが普通である。ただ、それは、「やんちゃな子ども」と呼ぶには程度が激しすぎて、残虐性もきわだっている。

一九九七年に起きた神戸連続児童殺傷事件では、当時一四歳の少年が、小学生二人を殺害し、三人に重軽傷を負わせた。殺害された子どもの一人は、頭部を切断され、その頭部は中学校の校門前に遺棄された。口には、警察を挑発するような声明文が挟み込まれていた。

犯人「元少年A」は、三二歳になった二〇一五年に発表した手記『絶歌』のなかで、初めて猫を殺したときの様子を、これでもかというくらい執拗に事細かに描写している。そして、その時に「奇妙に心地よい痺れと恍惚感」「性的な衝動」を感じたと告白している。

少し長くなる上、ショッキングな描写もあるが、ここに引用する。

僕は猫の前にしゃがみ、カッターの刃を目一杯に突き出し、猫の両眼を狙い横一文字に切り裂いた。人間の赤ん坊のような掠れた悲鳴が耳を劈《つんざ》く。鳥肌が立った。もうブレーキをかけても間に合わない。（中略）右眼は水風船を割ったように破裂して眼球の中の水分が飛び散り、もう瞼《まぶた》を開けなかった。

激しく暴れる猫に引っ掻かれるのもかまわず、僕は左手で猫の首を摑み、そのまま締め上げた。（中略）足元に落ちていた十センチほどの枝切れを拾い、苦しそうに開いている猫の口に突っ込んだ。

（中略）僕はついさっき猫に投げつけたブロックを拾って、猫の小さな顔に覆い被せるように置いた。そしてそのブロックを、体重をかけ、力いっぱい踏みつけた。ゴキュっと頭蓋の砕ける小さな音が鳴り、猫の動きが止まった。命が潰れる感触が、ブロック越しに足の裏に伝わった。僕はその感触を確かめるように、狂ったように何度も何度もブロックを踏みつけた。ひと踏みごとに興奮が募《つの》り、ペニスの芯がハンダゴテのように発熱した。次の瞬間、熱く腫《は》れ上がったペニスに激烈な痛みが走った。尿道から釣り針を引っこ抜いたような痛みだった。射精していた。

これで終わりではない。この後に猫の死骸の様子、そしてどれだけ興奮したかの描写が四ページ半にわたって続く。

✝犯罪の多種方向性

少年時の非行が多種多様であるのだから、成人しての犯罪行為も同様に、多種多様であり、さらに悪質で粗暴なものが見られてもおかしくはない。

サイコパスにとって、社会のルールはわずらわしいもので、それを破ることには躊躇がなく、良心の歯止めもなければ、罪悪感もないからだ。

ヘアは、サイコパスは「死ぬまで犯罪を繰り返す」と述べているが、サイコパスには犯罪の常習性も際立っている。

ヘアとその研究グループは、カナダ、アメリカ、イギリス、スウェーデンにおいて、サイコパスの再犯率について、国際研究をしている。二七八人の受刑者にサイコパス・チェックリストを実施し、釈放後二年間の再犯率を追跡調査した。

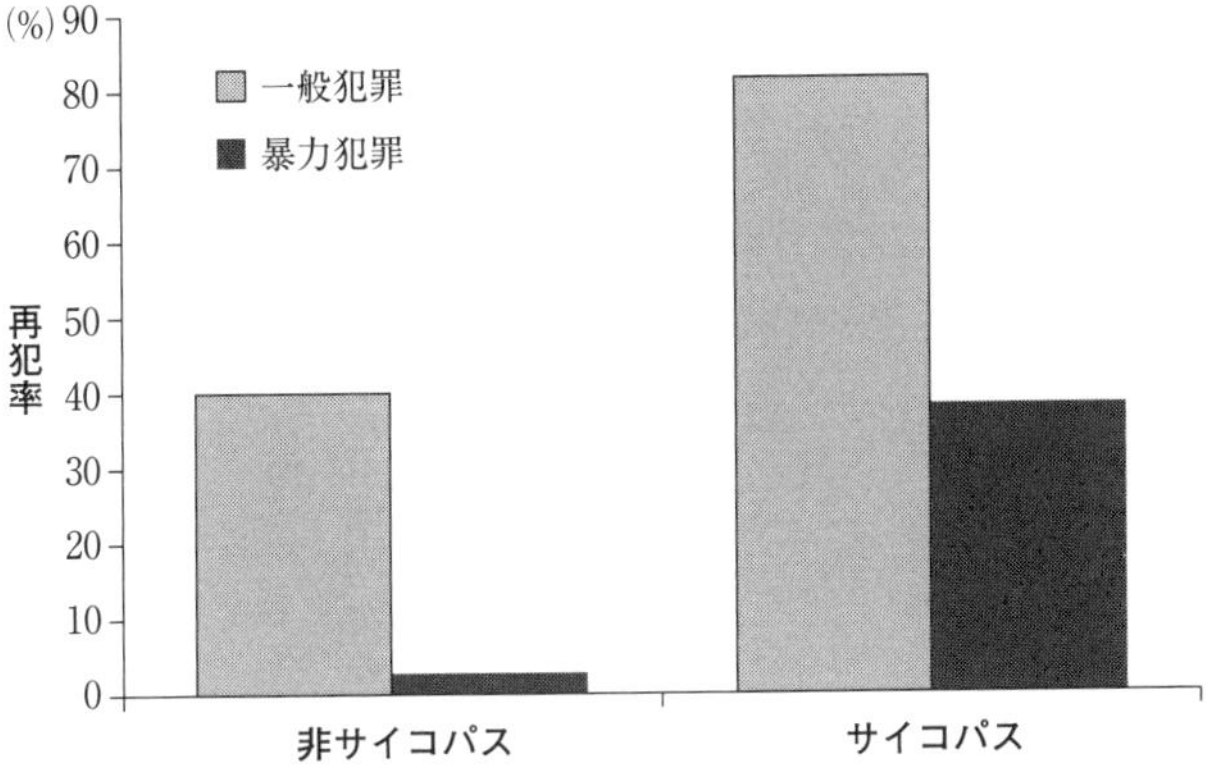

図2－3　サイコパスと非サイコパスの再犯率
引用元：Hare et al. (2000)

その結果、非サイコパスの再犯率は、一般犯罪が三九・九パーセント、暴力犯罪が二・七パーセントだったのに対し、サイコパスの再犯率は、一般犯罪は二倍の八一・八パーセント、暴力犯罪に至っては、何と一四倍の三八・二パーセントだった（図2-2）。また、サイコパスのなかでも、対人因子と感情因子のスコアが高い者が、再犯率が顕著に高いこともわかった。

このような結果は、ほかの多くの研究でも一致しており、ブレアは、これらの結果を総合して考えると、サイコパス・チェックリストは、犯罪者の危険予測、つまり再犯リスクを予測することに有用であると述べている。

これはまさに、社会的に意義のある知見であると言えよう。

†症候群としてのサイコパス

第一章の最後でも述べたように、一般にはサイコパスを猟奇的犯罪者、連続殺人者などと同義としてとらえる傾向があるが、これは正しい理解ではない。サイコパスは、統計上、わが国に百万人以上も存在するからである。

サイコパス・チェックリストで満点を取るようなサイコパスは、確かにこうした犯罪に関与する者たちかもしれないが、そのような者はきわめて少数であり、むしろサイコパスのなかでも例外的である。

日本の犯罪史を振り返ってみても、この種の凶悪犯罪は数年に一回起きるかどうかである。センセーショナルに報じられ、われわれの記憶にも深く残る事件となるが、冷静に考えてみれば、このような事件はそう頻繁に起きるものではない。

さらに、犯罪者イコール、サイコパスという考えも正確ではない。先に、刑務所人口を対象にサイコパス・チェックリストで調査したところ、サイコパスに当てはまるのは一五—二五パーセントであるとも述べた。つまり、犯罪者のなかですらサイコパスは少数派である。

非サイコパスの犯罪者は、サイコパスの四因子のうち、第四因子である反社会性因子は、ある程度満たすであろうが、必ずしも良心や共感性が欠如していたり、他者操作的であったりするとは限らない。

例えば、生活に窮して窃盗を行った者、酔った勢いで喧嘩をして人を殴ってしまった者、興味本位で違法薬物に手を出してしまった者、不注意運転で人をはねてしまった者などは、サイコパスの姿からはほど遠いと言ってよいだろう。

また、積年の恨みから人を殺してしまった殺人犯、DVから逃れるために夫を殺害した妻なども、殺人という重大な犯罪を起こしてはいるが、サイコパスとは言えない可能性が高い。

サイコパスとは、一種の症候群のようなものであり、四つの因子をそれぞれに満たしている必要がある。四つの「悪の因子」が混ざり合い、共鳴し合ったところに、サイコパスという暗い曲がはっきりと奏でられるのである。

とはいえ、四つの因子がすべて高得点である必要はない。どれかが高く、どれかが低くても、ある種のサイコパス像ができあがる。

次章では、多種多様なサイコパスのバリエーションについて紹介したい。

第三章

マイルド・サイコパス

——サイコパスのスペクトラム

これまでの章で紹介したのは、犯罪的なサイコパスであり、まさに誰もがサイコパスと聞くと頭に思い浮かべるサイコパス像に近い。

しかし、第二章で述べた数々の特徴をもれなく満たすようなサイコパスはむしろ例外的であり、それぞれの特徴の「カクテル」によって、多様なサイコパス像が浮かび上がる。つまり、サイコパスとは一つの症候群であり、またスペクトラムでもあって、そのどこに位置するかによって、赤く見えたり、青く見えたりするものである。

本章では、犯罪的なサイコパス以外のサイコパスや、子どものサイコパスなどについて、サイコパスのバリエーションを紹介する。

さらに、サイコパスと似てはいるが、異なったものと考えられている類似概念についても紹介したい。

†成功したサイコパス

第一章では、刑務所や拘置所などで私が出会ったサイコパスを紹介したが、サイコパスは、何も刑務所のなかだけにいるわけではない。罪を犯し、それが露見して刑務所にいるサイコパスは、いわば「失敗したサイコパス」である。実は、彼らはサイコパスのなかでも、ほんの一握りにすぎない。

「成功したサイコパス」という概念を最初に提唱したのは、クレックリーである。つまり、サイコパス研究の最初から、このような存在が着目されていた。彼は、事例として、実業家のサイコパス、科学者のサイコパス、医師のサイコパスを提示している。

つまり、世の中には、犯罪すれすれのことをしているが、けっして法には触れておらず、それゆえに富や成功を手に入れて人生を謳歌しているサイコパスもいる。彼らは知能が高く、権謀術数に長けており、人を欺いたり、陥れたりして自らの利益をむさぼる。

なかには、犯罪に手を染めているが、それが露見しても末端の者だけに罪を負わせて、自分は無傷のままという者もいる。自分の周りには二重三重にセーフティネットを張り巡らせており、捜査の手が及ばないように万全の策を講じているのである。

クレックリーが挙げたように、名を馳せた政治家、巨大企業の経営者、高名な学者のほか、トップアスリート、有名芸能人やアーティストなどにこのような「成功したサイコパス」が多いと言われている。

例えば、口汚く「敵」を罵って、自国民の間に憎悪を掻き立てる国家元首の例は、古今東西事欠かない。この現代にだって、ちょっと見渡しただけで、このようなリーダーの一人や二人は思い浮かべることができるだろう。

日本にも失言や失策をしても、まったく懲りずにそれを繰り返し、ほとぼりも冷めぬうちに、ケロリとして平然と笑って見せる大臣や政治家がいる。そしてなぜか、彼らにはどこか不思議な魅力があって、多くの人を惹きつけるところがあるのも事実である。

あの人は、なぜこのように憎悪で国民を操るのだろう。あの人は、なぜこのように温かい心を欠いた失言を繰り返し、平気でいられるのだろう。われわれは、その心情がわからず、疑念を募らせる一方なのだが、その答は「彼（女）がサイコパスだから」ということなのかもしれない。

では、そのようなタイプのサイコパスの事例を見てみよう。

✝世界を変えた男

世界を変えた男――人々は、アップルコンピュータの創始者、スティーブ・ジョブズをそう呼ぶ。iMac、iPod、iPhone、iPad……。私もそのなかの一人であるが、今や世界中に何人、これらのユーザーがいるかわからないほどである。ジョブズがアップルにいた期間、彼が生み出したこれらのツールは、間違いなく世界を変え、われわれのライフスタイルを大きく変えた。

アップルの躍進は、ジョブズ亡き後も衰えることはないが、残念ながら世界をあっと驚かせるような新商品は出ていないし、以前のようなワクワク感はもうなくなってしまった。思えば、人々はジョブズというカリスマと併せて、アップルを愛していたのかもしれない。

ジョブズと言えば、誰もが思い浮かべる姿は、黒いハイネックを着て、新商品を誇らしげに紹介するプレゼンテーションの姿だろう。彼が生み出した製品と同じく、無駄を徹底的に削ぎ落したかのようなスタイルのプレゼンテーションをする姿は、まさにカリスマ的だった。彼は、あたかもデジタルの時代を切り拓くメシアのようで、その神託を求めてメディアや人々は彼の前に群がった。

しかし、その一方で、彼のパーソナリティには、毀誉褒貶相半ばするものがあった。偉大な起業家・革新者として尊敬を集め、称えられる一方で、その尊大さ、冷淡さ、激しさなどは、伝記や映画にもなって広く伝えられている。

映画『スティーブ・ジョブズ』(二〇一三年)では、彼のこうした負の一面を物語るエピソードがたくさん描かれている。例えば、起業したばかりのとき、ガールフレンドが妊娠を告げると、仕事の邪魔とばかり途端に冷淡になり、「自分の子どもではない」と言い張って彼女を捨てる。

株式を上場して億万長者になったときも、大学時代からの仲間で、一時は同じ屋根の下に住み、創業時には苦楽を共にした仲間をあっさりと切り捨て、たったの一株も与えることはなかった。

このように、ジョブズの周りには、切った、捨てた、首にした、怒らせたというエピソードに事欠かない。

ジョブズの冷淡な面は、慈善活動にまったく関心を示さなかったところにも表れている。この点、マイクロソフトのビル・ゲイツや、フェイスブックのマーク・ザッカーバーグなどとは対照的である。アメリカの億万長者は、キリスト教の精神が根底にあるのか、慈善活動に熱心な人が多いが、まさにジョブズは例外であった。

ジョブズはまた、感情の激しさでも有名である。周囲の人々に対する敬意というものを持ち合わせておらず、暴君で鼻持ちならない人物だったと言われている。何でも自分の思いどおりにしなければ気が済まず、しょっちゅう誰かれとなく衝突しては、激しく口汚く罵っていた。

しかし、彼の伝記を書いたウォルター・アイザックソン（Walter Isaacson）は、「多くの人がそうであったように、私も、その激しさにむしろ惹《ひ》かれている自分に気づく」と述べており、そうしたジョブズの一面を「魅力ビーム」と名づけている。

彼はまた、ジョブズを評して「感受性と無神経、短気と超然性が渾然《こんぜん》一体となっている」と述べているが、その激しさは、ガラスのような繊細さと相まって、ある意味人を超えたような不思議な魅力があり、否が応でも人を惹きつけずにはおれなかったのかもしれない。

確かに、彼の周りには、多くの優秀な人材が引き寄せられていたし、よそから人材を引き抜いてくる天才でもあった。まさに、「魅力ビーム」を武器にした「人たらし」であったと言えるだろう。

こうした一面はまた、「他者操作性」という言葉でも形容できる。ジョブズの妻は「彼は操るのが上手」と述べたというが、周りの人々を意のままにコントロールし、上手に利用するのはよいが、その反面、思いのままにならないときは激怒するか、もう利用価値がないと見るや、あっさりと切り捨てるのである。

†革新を支えたもの

このようなパーソナリティの持ち主であるジョブズが、世界に革新をもたらしたのはなぜだろうか。

第一は、彼自身の才能もさることながら、先に挙げたような「魅力ビーム」で多くの多彩な人々を惹きつけ、操作し、ときには切り捨て、都合よく利用していったという点が挙げられる。アップルという企業自体が、彼の拡大自我のような様相を呈していたのはそのためだろう。

第二は、敢然とリスクを取っていったという点である。伝記映画のなかで、ジョブズは、「偉大になりたければ、リスクを冒せ」と怒鳴っている。周囲の者が、「無理」「無謀」と言って尻込みするところを、彼はそれを口汚く罵り、蹴散らして、ひたすら前進する。

彼がリスクを取り続けた裏には、相応の自信の裏打ちがあったであろうし、「経営者の勘」のようなものがはたらいていたのかもしれないが、そもそもリスクそのものへの恐れが欠如していたのだと思われる。

第三は、平気で何度も他社のアイデアを「盗んだ」という点である。伝記のなかで、ジョブズ自身「我々は、偉大なアイデアをどん欲に盗んできました」と認めているように、ぼやぼやして盗まれるほうが悪いのだと言わんばかりの態度であった。

このように自分の利益のためなら、他を踏み台にしても、欺いても平気だという態度は、生き馬の目を抜くようなIT業界でのし上がるには必要悪であったのだろう。

もっとも私自身、経営の専門家ではなく、アップル躍進の完全な分析はもちろんできないし、ジョブズの経営哲学や手法を論じることはできない。こうした分野の専門家から見ると、どれも的外れな指摘かもしれない。

しかし、ここに挙げたのは心理学的に見て、成功や革新につながると考えられるパーソナリティ特徴であり、それらは同時にサイコパス的特徴にほかならない。

ジョブズがサイコパスだったかどうかはわからない。ただ、彼がサイコパス的特徴や他のパーソナリティ障害的特徴を多く持っていたことを指摘する論文は多数ある。

ここまで書いてきたことをまとめると、ジョブズには、カリスマ性、他者の権利の軽視、冷淡さ、他者操作性、ネガティブな情緒性（怒り、不信）、リスクテイキングなどのサイコパス的特徴が数多く認められ、それらがポジティブな方向にはたらいて、彼に成功をもたらしたのであろう。

一方、粗暴性、攻撃性（言語的攻撃性は認められるが、身体的攻撃性はない）、犯罪性（他社のアイデアを盗むのはグレーゾーンだが）などの特徴は目立たず、「犯罪的サイコパス」とは一線を画したものがある。

さらに、能力の高さ、モチベーションの高さ、完璧主義など、サイコパス特性とは相容れないようなものもある。

とすると、彼はサイコパスのサブタイプの一つ、すなわち「成功したサイコパス」の一例だと言えそうだ。

†トランプ大統領の精神診断

言うことなすことに世界中から注目が集まり、その多くが物議を醸している人物と言えば、アメリカ第四五代大統領、ドナルド・トランプである。

大物実業家として名を馳せた彼が、大統領選に打って出たときは、誰もが泡沫候補だと思って失笑していた。選挙戦では、過激な言動に終始しただけでなく、過去の問題行動がいくつも暴露された。

しかし、大方の予想を覆して、彼は大統領選を勝ち抜いた。ビジネス界のみならず、政界でも「大成功」を収めた人物として、アメリカに君臨することとなった。

大統領就任後も、その言動は一向に変わらず、イスラム教徒のアメリカ入国制限、環太平洋経済連携協定（TPP）からの離脱、地球温暖化対策の国際的枠組み（パリ協定）からの離脱、ユネスコからの脱退、エルサレムのイスラエル首都認定など、その過激な政策は、アメリカ国内にとどまらず、世界を揺るがし続けている。

彼の人気を支えているのは、プアーホワイトと呼ばれる白人の低所得者層であると言われている。「アメリカ・ファースト」を唱え、移民排斥、マイノリティ攻撃、保護主義政策などによって、「敵」を作り、自分たちの利益を声高に叫ぶ彼の政策は、こうした人々に訴えるところが大きい。これは、ヒトラーがユダヤ人を排斥し、ドイツ中間層の国民から圧倒的な支持を集めていったプロセスを彷彿とさせるものがある。

こうした状況を見て、アメリカの心理学者、精神科医など、メンタルヘルスの専門家は、大きな危機感を覚え、『危険なケース、ドナルド・トランプ』を発刊した。これもまた、ナチスドイツの心理分析をしたエーリッヒ・フロム（Erich Fromm）の『自由からの逃走』を彷彿とさせる。ただし、『自由からの逃走』が、ヒトラーを支持した国民の心理を分析したのに対し、『危険なケース、ドナルド・トランプ』は、トランプ大統領自身の心理を分析し、さまざまな「診断」を行っている。

『危険なケース、ドナルド・トランプ』は、二七人の専門家による共著であるが、この本のほうもまた、いろいろな意味で危険であるし、禁じ手ですらある。なぜなら、本人に直接会いもせずに、正確に「診断」することなどできるはずがないからである。実際、そのようなことは、アメリカ精神医学会の倫理綱領（ゴールドウォーター・ルール）で禁じられている。

そして、そのような正しいかどうかわからない「診断」であっても、専門家が名前を連ねて書籍として発表すると、人々はそれを鵜呑みにしてしまう恐れがある。精神障害やサイコパスのような診断を一方的に付けられてしまうと、それが本人の不利益になることは間違いない。

さらにもう一つの大きな問題は、この書籍によって「精神障害者は危険だ」「トランプ大統領の言動に問題があるのは、精神障害のせいだ」という誤ったメッセージを流布してしまう危険性もあることだ。

しかし、著者らもそれは百も承知の上である。いわば、確信犯だと言える。彼らが禁じ手を犯してまでこの本を公にした理由については、アメリカ国民としての深刻な危機感、そしてメンタルヘルスの専門家としての責任感であると述べられている。彼らはそれを、「邪悪な日常」に「立ち会っている専門家」という言葉で表現している。

とはいえ、その内容は、ここまで書いてよいのだろうかと思うほど過激である。ある者は、トランプ大統領をソシオパスであると述べ、またある者は、認知症の傾向がある、あるいは病的なナルシシズムであるなどと分析している。

†トランプ大統領は「成功したサイコパス」か

さて、それではこの本で、トランプ大統領は具体的にどのように「診断」されているのだろうか。

著者の一人、元ハーバード大学の精神医学者ランス・ドーデス（Lance Dordes）は、トランプ大統領の明らかな特徴として、共感性の欠如、罪悪感の欠如、嘘と騙し、現実吟味力の欠如、怒りの爆発や衝動性を挙げている。その結果、疑いようもなく「深刻なソシオパス傾向」があると結論している。

例えば、障害のあるレポーターの物真似をして馬鹿にしたり、複数の女性に性的暴行を加えたとされていることなどが、その例証として挙げられている。

また、政敵を脅迫したこともあるし、かつては多くの詐欺的なビジネスを行ったこともあるという。その筆頭として、現在は閉鎖に追い込まれている「ドナルド・トランプ大学」がある。

ドーデスは、このような傾向は、民主主義と真っ向から対立するもので、戦争の危険を高め、アメリカの民主主義と平和に対する深刻な脅威であると警告を発している。

また、マサチューセッツ工科大学名誉教授であり、「現代言語学の父」と評され、高名な哲学者でもあるノーム・チョムスキー（Noam Chomsky）は、結びに一文を寄せている。そこで彼は、近く起こるであろう未来を憂慮して、次のような最悪の予言をしている。

それは、トランプ大統領の政策が失敗に帰したときのシナリオである。チョムスキーは、トランプの政策は遅かれ早かれ失敗し、貧しい人たちに仕事を取り戻すことはできないと予想する。そのときトランプ大統領は、自分の失敗を「敵」が邪魔をしたせいだと敵意も露わに責任転嫁し、これまで以上に、移民、「テロリスト」、イスラム教徒、エリート層たちをスケープゴートとして、さらなる憎しみを煽り立てるのではないかという想定である。

ソシオパス、あるいはサイコパスの疑いが濃い者が支配する国には、一体どのような未来が待ち受けているのだろうか。そして、それに翻弄される世界は、一体どうなってしまうのだろうか。

†サイコパス研究者の脳画像

アメリカの著名な神経学者ジェームズ・ファロン（James Fallon）は、裁判のための資料として依頼を受け、数多くの殺人者のPETスキャン（陽電子放射断層撮影）による脳画像を撮影し、それを解析していた。そして、サイコパスと呼ばれる者の脳画像には、独特の特徴があることを見出していた。

あるとき、たくさんの脳画像が山と積まれた研究室のなかで、これとは別の目的で撮影した、自分自身を含む家族の脳画像を点検していた。そのとき彼は、そのなかにサイコパスの特徴が明らかに見出される画像があることに気づいた。

最初それは、間違って殺人者の脳画像が紛れ込んだのだと思った。しかし、何度もチェックをした結果、それは紛れもなく自分自身の脳画像であることに気づいたのだった。

次に彼はどう考えたか。自分の脳画像がサイコパスの特徴を備えていることは認めなければならない。だとすれば、自分自身は例外的に何らかの理由によって、サイコパスになることから守られている存在なのだと考えた。

そして、過去の自分を振り返ったり、現在の自分の言動を顧みたりして、自分自身の心の旅を続け、さらには家族や周囲の友人たちの証言を集めた結果、ほどなくこの考えも正しくないことに気づいていく。

例えば、子どもの頃から成績優秀ではあったが、相当ないたずらっ子でもあり、火遊びが過ぎて大きな野火となり、あやうく家を燃やしてしまうほどになったことがある。高校時代には、何かに急き立てられるかのように、いつも活発に活動していたが、パニック発作や強迫性障害に苦しめられていた。

大学時代には、マリファナに夢中になり、大酒を飲んで警察沙汰になるような破壊的行為を繰り返し行っていた。

一方、彼は敬虔なカトリック教徒でもあり、名門校で神経科学や生理学を学び、研究者として順風満帆の生活を送るようになる。

もちろん、明確な犯罪に手を染めたことはないし、暴力を振るって誰かを傷つけたりしたこともない。とはいえ、深く自己を顧みるなかで、彼自身、以下のような特徴に気づいていく。

・私は気づいた。私は人とはこころがじかにふれあっていないことや、自分の行動が人に与える影響をわかっていないことが実際にしばしばある。
・共感性が相対的に欠如していることが、あらゆる点で現れる私の競争心の弊を補完していることを理解した。それというのも私が他人の気持ちへの感情的斟酌をほとんどせずに、勝利を得るためなら、あるいは自分が望むことを相手にさせるためなら、私が何をしようとほとんど良心のうずきというものを感じないからである。
・スリルや楽しい時間を探していて、ちょっとした快楽のために他人を貶めてしまうことで私は有名であった。
・多くの場合、私は共感的に振る舞える。私はよい聞き手であり、人々が何に関心をもっているのか聞くことが好きである。しかし、私がしばしばこうするのは、彼らを思い通りにする方法を見つけようとしているからである。

さらに、同僚や友人など周囲の人々の率直な証言では、彼は「人を操る」「表面的で軽薄」「まったく良心の呵責がない」「自己中心的」「完全に無感情」「病的虚言者」などと評されている。なかには、二度と彼と一緒に仕事したくない、近寄らないでほしいと言う者すらいたという。

この事実をどう考えればよいだろうか。

確かに、冷徹に他者を出し抜く競争心、感情に左右されない冷静な判断力、ときに鼻持ちならないような自信、失敗を恐れぬ大胆さ、これらは一流の研究者として成功を収めるために必要な特性だったのかもしれない。

しかし、これらは同時にサイコパスの特徴でもある。つまり、脳画像が示したのは間違いではなく、やはり彼はまぎれもなくサイコパスであった。事実、サイコパス・チェックリストでは、「反社会性因子」のみが低く、あとの三因子はそれなりに高いスコアであったという。反社会的傾向がなく、攻撃性は社会的に許容される程度のものであったため、大きな逸脱や問題行動に出ることはなかったのだ。

彼自身、自らを称して「マイルド・サイコパス」、または「向社会的（社会に適応した）サイコパス」と呼んでいる。

あるいは、ジョブズやトランプ大統領と同じく「成功したサイコパス」と呼んでもよいだろうが、彼らよりは「マイルド」な印象を受ける。ファロンはまた、「マイルド・サイコパス」の例として、ビル・クリントンを挙げている。

このように、サイコパスはさまざまな形態を取り、相当な多様性があって、犯罪的ではないサイコパスも数多く存在する。

†職場のサイコパス

近年はまた、「職場のサイコパス」についての研究も盛んに行われている。欧米では最初、メディアでこの概念が取り上げられ、これを扱った書籍もベストセラーになった。そして、学術的な研究が、その問題性や影響をデータによって検証しているところである。

「職場のサイコパス」とは、「成功したサイコパス」ほど傑出した大物ではなく、どこの企業や組織にもいるサイコパス的な人々のことである。彼らが特に「害」を発揮するのは、指導的な地位に昇進したときで、その地位や立場を背景にして、部下に対してハラスメント行為をしたり、不正や企業犯罪に関わったりする。

企業や組織のリーダーシップに関しては、そのポジティブな側面には、これまで多くの研究がある。書店に並ぶ「リーダーシップ論」も、チームワーク、コミュニケーション、部下の指導力など、リーダーに必要とされるポジティブな特徴を説くものがほとんどである。

一方、「職場のサイコパス」のような、リーダーシップにおける負の側面については、これまであまり着目されてこなかった。しかし、パワー・ハラスメントやセクシャル・ハラスメント、企業のコンプライアンス違反などが社会的にも大きな問題となっている今、リーダーシップのネガティブな側面にも着目することが、今後一層必要になるだろう。

オーストラリアの会社を対象にした研究では、サイコパス上司がいない会社でのハラスメント発生率は、約五四パーセントであったのに対し、サイコパス上司がいる場合は、ほぼすべての会社に及び九三パーセントであった。しかも、サイコパス上司がいた場合、ハラスメントの程度が激しくなる傾向にあった。イギリスでは、「職場のサイコパス」のハラスメント行為による社会的損失は、年間三五億ポンド（約五二〇〇億円）と見積もられている。

「職場のサイコパス」は、ビジネス・サイコパス、企業サイコパス、組織サイコパスなどとも呼ばれるが、その定義としては、犯罪的サイコパスほどの反社会性はないが、企業や組織内において、そのサイコパス的特性ゆえに対人的な問題を生じさせ、ひいては組織全体に悪影響をもたらす者のことをいう。

彼らは、他者の権利や尊厳を考慮せず、自己の利益のみに関心があり、平気で嘘をついたり、冷酷な仕打ちをしたりする。失敗を他人のせいにし、些細なことで怒りを爆発させ、攻撃的な言動を取る。彼らの行動は予測不能で、ときに理解しがたい衝動的な行動に出る。

一方、彼らには、表面的な魅力があり、一見強いリーダーシップを発揮することができるうえ、コミュニケーションやプレゼンの能力にも優れているため、リーダーの素質があると誤解され、能力に相応しくない地位を獲得することがある。

そして、一旦その地位に就くと、サイコパス特性ゆえに、部下への指導やチームワーク、あるいは組織全体の意思決定にも重大な悪影響を及ぼす。その結果として、部下の精神的苦痛、モチベーションの低下、離職などの問題を引き起こすこともあれば、自分の地位を悪用した不正に手を染めることもある。

サイコパスの発生率が、一般社会で一パーセントであるのに対し、「職場のサイコパス」が、組織内の指導者的地位にいる者に占める割合は、四パーセントにも上るという。二五人に一人という割合は、決して軽視できない数字である。

ヘアとバビアク（Paul Babiak）は、こうした「職場のサイコパス」を見出すため、企業版サイコパス・チェックリストとして、「ビジネス・スキャン」というアセスメント・ツールを開発している。これは、サイコパス・チェックリストの項目を基にした二〇項目から成っている。自己評定バージョンと観察者評定バージョンがあり、前者は自分で自分のサイコパス傾向をチェックするもの、後者は他者が誰かのサイコパス傾向をチェックするものである。

観察者評定バージョンを用いれば、気になる上司や同僚のサイコパス傾向をチェックすることができる。実際、アメリカやカナダでは、リーダーに相応しくない者を昇進させないようにする目的で、このビジネス・スキャンを用いる会社が増えている。

ビジネス・スキャンは、サイコパス・チェックリスト同様の四因子を有しており、それは①操作性・非倫理性（他者を操作するために、魅力や嘘を用いる）、②冷酷性・無感情性（冷たく、他者の気持ちを顧みない）、③責任欠如・目的欠如（目標への努力をしない）、④脅迫性・粗暴性（職場で他者を脅す）である。それぞれ、サイコパス・チェックリストの四因子（対人因子、感情因子、生活様式因子、反社会性因子）に対応しているが、やや表現がマイルドになっていることがわかる。

カナダの心理学者マシュー（Cynthia Mathieu）らは、カナダの民間会社社員と公務員六五一名を対象に、直属の上司のサイコパス特性を、ビジネス・スキャンの観察者評定バージョンでチェックしてもらった。その結果、上司のサイコパス特性が強かった者は、本人

（部下）の職場ストレス、仕事・家庭の軋轢《あつれき》が大きく、仕事の満足度がきわめて低かった。

このように、「職場のサイコパス」の悪影響に関して、多くの研究によって、データによる裏づけが次々と見出され続けている。

企業犯罪とサイコパス

「職場のサイコパス」は、ホワイトカラー犯罪や企業犯罪とも関連が深い。多くの研究者が一致して、その最大の例だと挙げるのは、破綻したエンロンの元ＣＥＯケネス・レイや元ＣＦＯアンドリュー・ファストウである。

エンロンは、アメリカ有数のエネルギー企業であったが、二〇〇一年に巨額の粉飾決算が発覚し、倒産した。当時は、アメリカ史上最大の企業破綻であり、多くの企業を巻き込んだ大スキャンダルとなった。

このように「職場のサイコパス」は、会社での不正や企業犯罪に主導的に手を染める。わが国でも、粉飾決算、インサイダー取引、汚職、談合、製品偽装、検査偽装などの企業不正が、毎日のようにニュースを賑わせているが、こうした問題は企業だけにとどまらず、社会全体に大きな悪影響を及ぼすことは言うまでもない。

大きな社会問題となったリニア新幹線の談合でも、報道によれば、各社の担当者が大学の同級生であり、その個人的なつながりのなかで計画が進められたのだという。悪の種が蒔かれるのは、いつもこのように個人的なインフォーマル・コミュニケーションのなかである。そこにサイコパスの影があってもおかしくはない。

これまで、こうした社会問題に対して、組織の問題性に焦点が当てられることはあっても、個人のパーソナリティ、特にサイコパス的特性に関連して言及されることはほとんどなかった。組織風土や構造的な問題について分析がなされ、組織や社会が変わることが問われた。そうでないと、トカゲの尻尾切りだと批判も受ける。

しかし、組織の側の分析と同時に、個人の側の問題を分析することも、非常に重要である。企業内の重要な位置に一人のサイコパスがいるだけで、彼が重要な意思決定をしたり、部下を巻き込んで操作したり、巧みな嘘をついたりすることで、その毒をばら撒き、組織ぐるみの不正という大問題に発展することは、十分に考えられることだ。社会的な影響が大きいスキャンダルともなると、大企業ですら倒産の危機に瀕してしまうし、国家の経済にも大きな影響を及ぼす事態ともなる。

もちろん、ハラスメントをする上司や、不正をはたらくリーダーの全員がサイコパスであるわけではないし、安易なレッテル貼りは禁物である。そして、これまで幾度となく述べてきたように、サイコパス特性には、ポジティブな側面もあり、それが組織の発展に寄与することもあるだろう。

とはいえ、これからの企業や組織の危機管理対策の一つとして、健康診断やストレスチェックと同様に、「ビジネス・スキャン」などを用いて、心の健康診断を実施することも考慮してみる余地は多分にある。そうすれば、リスクの高い者を相応しくない地位に就かせることを効率よく回避できるし、組織内で適切な処遇ができるようにもなるだろう。

†よいサイコパス

私がジョブズと一緒に仕事をしたいか、友人になりたいかと問われると、諸手を挙げてイエスとは言い難い。その才能やカリスマ性には憧れるが、やはり、自尊心を踏みにじられたり、物のように切り捨てられたりすることは、気持ちのよいものではない。安心してそばにいることができる相手ではないと思う。「危うきには近寄らず」ということだ。

しかし、彼らとはまた違ったタイプのサイコパスも存在する。オクスフォード大学の心理学者、ケビン・ダットン（Kevin Dutton）は、サイコパスの数ある特徴の一つ一つを、あたかも調光器やオーディオのコンソール・ボックスにならんだたくさんのダイアルのようになぞらえ、それらを右に左に回して調節することによって、さまざまなサイコパス像が浮かび上がると述べた。

すべてのダイアルを目いっぱい回したときには、シリアルキラーのような最悪の邪悪な像が焦点を結ぶ。

一方、恐怖心の欠如、自信、冷静さ、共感性のダイアルを上げ、冷酷さや衝動性、反社会性のダイアルを下げるとどのような人物になるだろうか。彼が例に挙げたのは、以下のような人物像である。

・患者によけいな感情移入をせず、難しい手術を冷静に成功させる外科医
・市場が大混乱に陥って、誰もがパニック状態になるなかで、氷のように冷静に的確な判断を下し、利益を上げるヘッジファンド・マネージャー
・検事に圧倒的な確固たる証拠を出されても、陪審員に巧みに訴えかけ、その心証を大きく変えるように、堂々と冷静に振る舞う法廷弁護士
・戦場の前線で窮地に陥っても、任務遂行のための的確な判断を一瞬のうちに下して、

多くの部下の命を救える軍司令官

このように、ダットンは「〝緻密に調整されたサイコパス特性〟なるものを、ある程度必要としている職業がある」と述べる。こうしたサイコパス特性は、才能を増幅させ、大きな成功を導くことになるとともに、周囲に望ましい影響をもたらす。

ダットンの例に追加すると、国難に際して国民の意見をまとめ上げて難局を切り抜ける政治家、ピンチの場面でも冷静に最高のパフォーマンスを成功させるトップアスリート、大観衆が見守る大舞台でもミス一つなく最高のパフォーマンスを披露するアーティストなどが挙げられるだろう。

このように考えると、多様なサイコパスのスペクトラムのなかで、ある地点から善悪の境界があいまいになり、それを超えたところには「よいサイコパス」という像が浮かび上がってくる。そして、「よいサイコパス」のなかには、その勇気や功績が賞賛され、尊敬を集める指導者やヒーローもいることだろう。

ミネソタ大学の心理学者デビッド・リッケン（David Lykken）は、サイコパスを危険な存在とする恐れ知らずで大胆不敵な傾向に、適切な社会化が伴えば、リーダーシップやヒーローが生まれると述べている。

これは、先述の「成功したサイコパス」とも重なる部分はあるが、まったく違う部分もある。「成功したサイコパス」は、必ずしも「よいサイコパス」とは限らない。「成功したサイコパス」のなかには、自らは犯罪に手を染めていないが、汚い仕事は手下にやらせて法の網をかいくぐっているような者もいる。また、人を貶めたり、傷つけたりしても、何とも思わない者もいる。一方、「よいサイコパス」は、このような非人間的な言動はしない。

ダットンの整理に従えば、表3-1のようになる。「能力の高さ／低さ」、そして「反社会性の高さ／低さ」で四つのパターンに分けたとき、能力が高く、反社会性も高いのが「成功したサイコパス」であり、能力が高く、反社会性が低いのが「よいサイコパス」である。ジョブズやファロンも、このグラデーションのどこかに位置するのであろう。

✝悪性サイコパスと良性サイコパスの違い

このように、「成功したサイコパス」や「よいサイコパス」について論じるには、サイコパスの対人因子、感情因子、および生活様式因子と、残りの反社会性因子を分けて考え

表3-1　よいサイコパス

	能力が高い	能力が低い
反社会性が高い 暴力的サイコパス	成功したサイコパス	凶悪犯罪者
反社会性が低い 非暴力的サイコパス	よいサイコパス	軽犯罪者

引用元：Dutton & McNab, 2014を基に改変

る必要がある。

研究者のなかには、前者三因子の病因と、反社会性因子の病因は、別々のものであると主張する者が少なくない。一方で、病因は同じであるが、単にその出現のパターンが異なるだけだとの主張もある。先に述べた「コンソール・ボックス説」は、この後者に当たる。

また、「代償過程論」を唱える研究者は、サイコパス特有の問題性はすべて有していても、知能が高かったり、社会的スキルが優れていたりすれば、自らのパーソナリティ上の欠陥をこれらが補い、悪性サイコパスにはならずに済むと述べる。つまり、このような人々は、何も犯罪という手段を取らなくても、自らの高い能力を駆使すれば、その目的を達成することができるのである。

あるいは、生育環境や教育機会に恵まれていたために、本来は有していたサイコパス特徴の発現が抑制されたようなケース

もあるだろう。

さらに、悪性の犯罪的サイコパスは、サイコパス特性に加えて、自己愛傾向（ナルシシズム）、そして目的のためには手段を選ばない傾向（マキャベリズム）が加わったものであるとの説がある。

マキャベリズムという言葉は、ルネサンス期のイタリア人思想家、ニッコロ・マキャベリの名前に由来している。彼はその著書『君主論』のなかで、どんな非道な行為であっても、国家の利益を増進させるならばそれは許容されると説いた。

サイコパス、ナルシシズム、そしてマキャベリズムは、「暗い三徴候《ダークトライアド》」と呼ばれている。この三つをすべて有する者はそうそういないが、一人の人間のなかにすべてが存在すれば、それこそ最悪のカクテルだと言えるだろう。

†子どものサイコパス

ところで、ここでもう一度、悪性サイコパスの概念に立ち返ったとき、多くのサイコパスは、その反社会的で他者を顧みない言動の源流を、子どもの頃にまで遡ることができる。これは、多くの研究者が認めているところである。

サイコパスが大人になって突然「開花」するものでもない限り、「子どものサイコパスはいるのか」、という問いに突き当たらざるを得ない。

しかし、これは危険な問いでもある。大人のサイコパスの過去を回顧的に眺めて、子ども時代にその萌芽を見ることには、さほど問題はない。一方、今、問題行動を多発させている子どもに対し、将来サイコパスになるなどと予言してもよいのだろうか。

犯罪学では、そのようなレッテル貼りを強く戒めている。例えば、アメリカの犯罪学者ベッカー（Howard Becker）は、「ラベリング理論」を提唱した。彼は、子どもの非行を必要以上に厳しく罰し、周囲が「非行少年」「逸脱者」というラベルを貼ってしまうと、さらにその逸脱を助長してしまうことの弊害を強調している。

わが国の少年法が、その目的を処罰ではなく、少年の健全育成に置き、教育や福祉に重点を置いているのもそのためである。

さらに、サイコパスの特徴には、普通の子どもに典型的に見られるものが含まれている。例えば、衝動性、自己中心性などは、まさに子どもらしい特徴であると言ってよいだろう。良心や共感性も、子どもなら未熟なのは当然である。

したがって、このような特徴を有している子どもがいたとしても、それを軽率に「サイコパス的だ」と言ってはいけないのは自明のことである。

とはいえ、多くの専門家は、「子どものサイコパス」の概念を支持している。つまり、サイコパスとは、小児期にその萌芽が出現し、青年期以降に定着した「症状」として同定されるパーソナリティの障害であると考えられている。

ヘアは、その考えに立ち、「青年用サイコパス・チェックリスト」を開発している。これは、成人用サイコパス・チェックリストを基にして、青少年には当てはまらない項目を削除、修正したものであり、対象年齢は一三歳から一八歳である。

例えば、青少年にはまだ仕事に就いていない者や、結婚していない者が多いため、「寄生的ライフスタイル」「多数の長続きしない婚姻関係」という二項目が削除された。そして、「少年非行」「犯罪の多種方向性」という項目については、得点基準を修正した（成人用については、表2-1、49ページ参照）。

また、アメリカの心理学者、ライナム（Donald Lynam）は、サイコパス・チェックリストを参考にしながら、六歳以上の子どもに用いることができる小児用サイコパス尺度を開発した。これは五五項目から成り、本人の自己報告、および養育者による評定で判断する。

彼の研究によると、小児用サイコパス尺度で「子どものサイコパス」だと判定された子どもは、大人のサイコパスと似た特徴を示していた。一〇歳の時点ですでに多種多様な非行が見られ、しかも「非サイコパス」の非行少年と比べて、その問題性がより大きかった。つまり、より粗暴性が大きく、より深刻な問題行動が多かった。

†子どものサイコパスを診断する意義

ところで、「子どものサイコパス」を診断することには、どんな意義があるのだろうか。サイコパス研究者たちは、何もラベリングのために「子どものサイコパス」を探しているわけではない。

多くの研究で、世の中の犯罪の過半数は、わずか数パーセントの「慢性犯罪者」によってなされていることが明らかになっている。このような「慢性犯罪者」は、「生涯継続型犯罪者」とも呼ばれ、幼い子どもの頃から問題行動が多発し、一生涯犯罪を繰り返す。

もちろん、そのすべてがサイコパスではないが、「子どものサイコパス」は、こうした「慢性犯罪者」へと成長する危険性が大きい者たちである。

ライナムは、慢性犯罪者を早期に見つけ出し、予防や治療を行うことで、犯罪による社会的コストを削減することが、「子どものサイコパス」研究の重要な目的であると述べている。

大人になってからのサイコパスの治療はきわめて困難だが、子どもであれば比較的治療効果が現れやすい。早期発見・早期治療によって、その後適応的な生活を送ることができるようになるのであれば、本人の利益も大きい。

†一次性サイコパスと二次性サイコパス

サイコパス・チェックリストではサイコパスと診断されるが、その特徴をよく観察してみると、実は真のサイコパス（一次性サイコパス）とは異なったタイプであると見られる一群の人々がいる。彼らはまた、「成功したサイコパス」でもないし、「よいサイコパス」でもなく、実に不思議な存在である。クレックリーと同時代に活躍した精神医学者カープマン（Ben Karpman）は、彼らを「二次性サイコパス」と呼んだ。

「二次性サイコパス」は、確かにサイコパス的特徴を有しており、他者への敬意を欠き、人を欺き、操作して、犯罪行為をはたらく。その日暮らしで、後先のことを顧みないライフスタイルも目立つ。つまり、サイコパスの対人因子、感情因子、生活様式因子、反社会性因子、すべてを兼ね備えている。

しかし、真のサイコパスと異なる特徴もある。「二次性サイコパス」は、良心や共感性といった人間らしい感情をまったく欠いているわけではない。したがって、残虐な行動へのためらいや抑制が見られるし、ある程度は自分の行動に対して反省をすることもできる。さらに、情緒不安定で、自信に欠け、不安や抑うつといった徴候を示すことが多い。

彼らの犯罪は、復讐や憤怒のために行われることが多く、まったく無目的で、単に他人を害したいため、あるいは自らの利益や喜びのために犯罪を進んで行う一次性サイコパスとは大きく異なっている。

リッケンによれば、一次性サイコパスは「行動抑制システム」に異常があり、自らの行動を抑制できないところにその特徴がある。最も顕著な行動抑制システムは、これまで幾度となく述べてきたとおり「不安」という感情である。われわれが、向こう見ずな行動をしないのも、他者を害することがないのも、「不安」というブレーキが働いて、そのような行動を抑制してくれるからだ。

一方、「二次性サイコパス」は、「行動活性化システム」に異常があるという。彼らは、ストレスのかかるような場面で、自分の行動にスイッチを入れて、それらを回避したり、対処したりすることができないため、いつもストレス負荷状態に追い込まれている。その挙句、復讐心や怒りを募らせて、衝動的に反社会的な行動が出現するというわけである。

カープマンは、「二次性サイコパス」は、一次性サイコパスと病因も大きく異なると主張している。一次性サイコパスは、「生まれつき」の欠陥であるのに対し、「二次性サイコパス」は、虐待や不幸な環境の結果として生じた後天的なものであるという。そもそも、一次性、二次性という名称が、このような病因の違いを想定している。

だとすると、「二次性サイコパス」は、その行動パターンやパーソナリティ特徴は、一見サイコパスのように見えるが、実は類似した別の病態、別の言い方をすれば「サイコパスもどき」だと言えるだろう。

†サイコパスの類似概念

サイコパスの類似概念として、ほかにもいくつかのパーソナリティ障害が挙げられる。まずその筆頭は、「反社会性パーソナリティ障害」である。これは、アメリカ精神医学会による『精神疾患の診断・統計マニュアル』（DSM－5）にリストアップされた精神障害の一つである。

DSM－5には、「パーソナリティ障害群」として、一〇種の障害がリストアップされており、類似したものをまとめて、A群（奇異型）、B群（劇場型）、C群（不安型）という三つの大きなカテゴリーがある。

そのうちのB群に、反社会性パーソナリティ障害が含まれている。ほかに、この群には、自己愛性パーソナリティ障害、境界性パーソナリティ障害、演技性パーソナリティ障害があり、これらもサイコパスとは大なり小なり類似した特徴を有している。

†反社会性パーソナリティ障害

反社会性パーソナリティ障害とは、どのような障害であろうか。表3-2に、DSM-5による診断基準を挙げた。

これを見ると、この障害の中心的特徴は、文字通り「反社会性」であり、「他人の権利を無視し侵害する広範な様式」であるとされている。もちろん、その多くの特徴は、サイコパスと重なるところがある。

反社会性パーソナリティ障害は、行動面の特徴、特にその反社会性に重きを置いており、サイコパスの四因子のうち、「生活様式因子」「反社会性因子」との類似が大きい。

一方、「対人因子」「感情因子」に関しては、少ししか重なるところがない。つまり、反社会性パーソナリティ障害を有する者は、犯罪や問題行動に至ることが多いけれども、その根底に、極端な共感性の欠如、残虐性、冷酷性などは必ずしも有していない。対人的側面においても、他者操作性、性的放縦さなどが見られなくても診断されうるものである。

刑務所で受刑中の者を対象とした研究では、反社会性パーソナリティ障害の基準を満たす者は、約八〇パーセントいたのに対し、サイコパスについては、前述のとおり、一五パーセント程度であって、そこには大きな開きがある。

また、全人口中に占める割合も、反社会性パーソナリティ障害は、数パーセント程度と言われており、サイコパスよりも若干多い傾向にある。

反社会性パーソナリティ障害とサイコパスの違いについて、もう一つ大きな点は、前者は一八歳以上でないと診断を下せないということである。それは、一つには「ラベリング」を避ける意味合いもある。

もう一つは、パーソナリティは年齢とともに変化していくということが、その理由である。したがって、ある程度パーソナリティが定着し安定した年齢でないと、この診断は下せない。

しかし、幼少時に何の問題もなかった者が、一八歳になっていきなり反社会性パーソナ

表3-2　反社会性パーソナリティ障害の診断基準（抜粋）

他人の権利を無視し侵害する広範な様式で、15歳以降起こっており、以下のうち3つ（またはそれ以上）によって示される。

1. 法にかなった行動という点で社会的規範に適合しないこと。これは逮捕の原因になる行為を繰り返し行うことで示される。
2. 虚偽性。これは繰り返し嘘をつくこと、偽名を使うこと、または自分の利益や快楽のために人をだますことによって示される。
3. 衝動性、または将来の計画を立てられないこと。
4. いらだたしさおよび攻撃性。これは身体的な喧嘩または暴力を繰り返すことによって示される。
5. 自分または他人の安全を考えない無謀さ。
6. 一貫して無責任であること。これは仕事を安定して続けられない、または経済的な義務を果たさない、ということを繰り返すことによって示される。
7. 良心の呵責の欠如。これは他人を傷つけたり、いじめたり、または他人のものを盗んだりしたことに無関心であったり、それを正当化したりすることによって示される。

引用元：American Psychiatric Association（2013　高橋・大野監訳 2014）

リティ障害になるということは、通常ありえない。これはサイコパスも同じである。したがって、反社会性パーソナリティ障害の診断には、それ以前に「素行障害」の証拠があることが前提となる。

素行障害とは、「子どものサイコパス」と重なる概念であり、これもまたDSM-5に挙げられている疾患の一つである（表3-3）。

青年期に発症した素行障害は、大人になるまでには改善し、反社会性パーソナリティ障害には至らないことが多い。一方、一〇歳以前に発症した「小児期発症型素行障害」は、予後が悪く、反社会性パーソナリティ障害へと発展するケースが少なくない。そして、この者たちは、サイコパスとも重なるケースが多い。

✝自己愛性パーソナリティ障害

自己愛性パーソナリティ障害もまた、サイコパスと重なる部分が多い。その診断基準は、表3-4のとおりである。

このパーソナリティ障害の特徴は、その名のとおり、極端に大きな自己愛であり、自分がいつも世界の中心で、世界で一番重要で、特別な存在であると考えている。そのために、他人を軽視し、周りの人々を不当に利用したり、尊大で鼻持ちならない傲慢な態度を取ったりすることがしばしばである。相手の気持ちを考える共感性も乏しい。

これらは、いずれもサイコパスの対人因子の特徴と類似しており、感情因子の一部とも重なっている。

しかし、大きな違いもある。自己愛性パーソナリティ障害の人々は、大きな生活の崩れは見られず、犯罪とは無縁な人々が多い。衝動性、刺激希求性なども見られない。

表3-3　素行障害の診断基準(抜粋)

他者の基本的人権または年齢相応の主要な社会的規範または規則を侵害することが反復し持続する行動様式で、以下の基準の3つが過去12カ月の間に存在し、基準の少なくとも1つは過去6カ月の間に存在したことによって明らかとなる。

【人および動物に対する攻撃性】

1. しばしば他人をいじめ、脅迫し、または威嚇する。
2. しばしば取っ組み合いの喧嘩を始める。
3. 他人に重大な身体的危害を与えるような凶器を使用したことがある(例:バット、煉瓦、割れた瓶、ナイフ、銃)。
4. 人に対して身体的に残酷であった。
5. 動物に対して身体的に残酷であった。
6. 被害者の面前での盗みをしたことがある(例:人に襲いかかる強盗、ひったくり、強奪、凶器を使っての強盗)。
7. 性行為を強いたことがある。

【所有物の破壊】

8. 重大な損害を与えるために故意に放火したことがある。
9. 故意に他人の所有物を破壊したことがある(放火以外で)。

【虚偽性や窃盗】

10. 他人の住居、建造物、または車に侵入したことがある。
11. 物または好意を得たり、または義務を逃れるためしばしば嘘をつく(例:他人をだます)。
12. 被害者の面前ではなく、多少価値のある物品を盗んだことがある(例:万引き、ただし破壊や侵入のないもの、文書偽造)。

【重大な規則違反】

13. 親の禁止にもかかわらず、しばしば夜間に外出する行為が13歳未満から始まる。
14. 親または親代わりの人の家に住んでいる間に、一晩中、家を空けたことが少なくとも2回、または長期にわたって家に帰らないことが1回あった。
15. しばしば学校を怠ける行為が13歳未満から始まる。

引用元:American Psychiatric Association (2013　高橋・大野監訳 2014)

サイコパスは、しばしばその「魅力」で周囲の人々を虜にするが、自己愛性パーソナリティ障害は、自分では魅力があると思っていても、逆にその言動ゆえに、周囲からは疎まれ、嫌われることが多い。また、彼らの心のなかには、実は強い劣等感や空虚さがあると言われている。

したがって、「他人を悩ませるが、自分も悩む」タイプとなりやすく、治療やカウンセリングを求めることも少なくない。とはいえ、カウンセリング場面でも、尊大で傲慢な態度を見せて、カウンセラー泣かせの患者となる。

一方、言うまでもなく、サイコパスは、「他人を悩ませるが、自分はまったく悩まない」タイプである。

†境界性パーソナリティ障害

一九八七年のアメリカ映画『危険な情事』は、境界性パーソナリティ障害を描いた名作である。

マイケル・ダグラス演じる主人公のダンは、温かい家庭に恵まれ、仕事も順調であったが、妻の留守中に一夜の情事のつもりで、グレン・クローズ演じるアレックスという女性

表3-4　自己愛性パーソナリティ障害の診断基準

　誇大性（空想または行動における）、賞賛されたい欲求、共感の欠如の広範な様式で、成人期早期までに始まり、種々の状況で明らかになる。以下のうち5つ（またはそれ以上）によって示される。

1．自分が重要であるという誇大な感覚（例：業績や才能を誇張する、十分な業績がないにもかかわらず優れていると認められることを期待する）。
2．限りない成功、権力、才気、美しさ、あるいは理想的な愛の空想にとらわれている。
3．自分が“特別”であり、独特であり、他の特別なまたは地位の高い人達（または団体）だけが理解しうる、または関係があるべきだ、と信じている。
4．過剰な賛美を求める。
5．特権意識（つまり、特別有利な取り計らい、または自分が期待すれば相手が自動的に従うことを理由もなく期待する）。
6．対人関係で相手を不当に利用する（すなわち、自分自身の目的を達成するために他人を利用する）。
7．共感の欠如：他人の気持ちおよび欲求を認識しようとしない、またはそれに気づこうとしない。
8．しばしば他人に嫉妬する、または他人が自分に嫉妬していると思い込む。
9．尊大で傲慢な行動、または態度。

引用元：American Psychiatric Association（2013　高橋・大野監訳 2014）

と不倫をする。しかし、アレックスは、それを一夜の情事とはしてくれず、「危険な情事」となってしまう。

アレックスの家に泊まったダンは、翌朝、いそいそと帰ろうとするが、その態度を見たアレックスは激怒し、ダンを口汚く罵り、蹴りつける。

もちろん、ダンもアレックスのその態度には腹を立てるが、最後は彼女をなだめて、後腐れのないように、何とか仲良く別れようとする。最後は、アレックスも涙を流して反省し、握手を求めてくるが、ダンが握手をしようとしたところ、彼女の両手首は血で真っ赤に染まっており、ダンは驚愕する。何と彼女は、彼を引き留めようとして、手首を切ったのである。

この後も、アレックスは、ストーカーとなり、想像を絶した嫌がらせを何度も繰り返すのであるが、それは実際の映画をご覧いただきたい。

境界性パーソナリティ障害の診断基準を表3-5に挙げたが、その一番の特徴は、「見捨てられ不安」である。恋人であれ、友人であれ、他者に依存する傾向が強く、少しでも相手との関係に不安を抱くと、なりふり構わず激しい行動に出る。

また、大してよくも知らない相手を極端に理想化して、「永遠の恋人」「心からの親友」

表3-5　境界性パーソナリティ障害の診断基準

対人関係、自己像、感情などの不安定性および著しい衝動性の広範な様式で、成人期早期までに始まり、種々の状況で明らかになる。以下のうち5つ（またはそれ以上）によって示される。

1. 現実に、または想像の中で、見捨てられることを避けようとするなりふりかまわない努力。
2. 理想化とこき下ろしとの両極端を揺れ動くことによって特徴づけられる、不安定で激しい対人関係の様式。
3. 同一性の混乱：著明で持続的に不安定な自己像または自己意識。
4. 自分を傷つける可能性のある衝動性で、少なくとも2つの領域にわたるもの（例：浪費、性行為、物質乱用、無謀な運転、過食）。
5. 自殺の行動、そぶり、脅し、または自傷行為の繰り返し。
6. 顕著な気分反応性による感情不安定性（例：通常は2～3時間持続し、2～3日以上持続することはまれな、エピソード的に起こる強い不快気分、いらだたしさ、または不安）。
7. 慢性的な空虚感。
8. 不適切で激しい怒り、または怒りの制御の困難（例：しばしばかんしゃくを起こす、いつも怒っている、取っ組み合いの喧嘩を繰り返す）。
9. 一過性のストレス関連性の妄想様観念または重篤な解離症状。

引用元：American Psychiatric Association (2013　高橋・大野監訳 2014)

などと言って、急速に距離を縮めてくる。それに相手が驚いたり、拒絶したりすると、今度は一転、相手をこき下ろし、粗暴な言動に出る。

境界性パーソナリティ障害に見られるこのような激しい怒り、衝動性は、サイコパスの特徴と類似している。無謀で危険なライフスタイルを持ちやすいところもよく似ている。

他人を操作しようとする傾向も共通しているが、サイコパスが巧みなコミュニケーション能力を駆使するのとは違って、境界性パーソナリティ障害の人たちは、自殺の素振りや自傷行為、あるいは脅しや怒りによって、相手を巻き込み、操作しようとする。

しかし、自己愛性パーソナリティ障害同様、このタイプの人々も、心の奥には救い難い虚無感があり、大きな劣等感に苛まれている。つまり、「他人を悩ませるが、自分も悩む」タイプである。また、これらいずれのタイプも、女性の割合が多く、この点もサイコパスとは大きく異なっている。

第四章

人はなぜサイコパスになるのか

――サイコパスの原因

1　遺伝と環境

これまで述べてきたように、サイコパスとはさまざまな特徴を合わせ持つパーソナリティ障害であり、一種の症候群のようなものである。それぞれの特徴の組み合わせによって、多様なタイプや亜型がある。

それでは、人はなぜサイコパスになるのだろうか。その原因には、一体どのようなものがあるのだろうか。

†フロイト学派による理論

良心の欠如がその中心的特徴であるサイコパスであるから、良心（超自我）の発達について理論を展開したフロイトの学説は、サイコパスをどのように説明しているのだろうか。

フロイト自身は、サイコパスという用語が生まれる前に世を去っており、当然のことながら、サイコパスについては何も言及していない。

しかし、フロイト学派である精神分析学では、フロイト後、さまざまな研究者が、サイコパスについて論じている。一昔前までは、サイコパスに関する理論のほとんどは、フロイト学派によるものであった。

その理論の中心は、抑圧された過去のトラウマや、幼少期の親との関係を原因として想定するものである。サイコパスのような恐ろしいことを平気でできる人間には、幼い頃に何か問題があったのではないかという考え方は、直観的に理解できるところがある。

しかし、仮に過去のトラウマが問題行動を引き起こすとしても、それがサイコパスという形を取るのか、神経症という形を取るのか、うつ病という形を取るのか、この理論は何も説明してくれない。つまり、精神分析学では、まるで金太郎飴のように、どんな問題でもどんな障害でも、すべて過去のトラウマが「犯人」だとされる。

さらに、最大の問題は、その理論に実証的支持がない、つまりエビデンスがないという点である。例えば、幼少期のトラウマの代表として挙げられる虐待を例に取っても、それがサイコパスの原因であるという証拠はほとんどない。

イギリスの心理学者、マーシャル（Lisa Marshall）とクック（David Cokke）は、サイコパスと非サイコパス男性を対象に、被虐待経験について調査したが、両群に有意な差は見られなかった。同様の結果は、類似した他の研究でも繰り返し報告されている。

†愛着理論

フロイト派の流れを汲むボウルビィ(John Bowlby)は、乳児期の重要な他者(母親など)への愛着(アタッチメント)の欠如が、長じてからの問題行動の大きな原因となることを主張した。

この理論も、基本的には、やはり過去のトラウマや親子関係が原因というところは、フロイト派を踏襲している。それをより具体的に、愛着の喪失、母性の剥奪に焦点を当てただけである。しかも、サイコパスだけでなく、さまざまな問題に対して「金太郎飴」的説明であるところも同じであるし、データによって支持されてもいない。

ブレアは、愛着理論について、原因と結果を逆にとらえているのではないかと批判している。つまり、愛着形成ができなかったからサイコパスになったのではなく、サイコパス的な素質を持って生まれた子どもだから、愛着形成ができなかったのではないか、という指摘である。

アメリカでサイコパス研究者たちによる共著として、二〇〇六年に出版された『サイコパシー・ハンドブック』は、翻訳書で全九四八ページという大著であるが（なぜこんな長くて重い本のタイトルが「ハンドブック」なのかは不明。とても片手で軽々と持てるような本ではない）、フロイト理論と愛着理論に言及しているのは、「その他の理論」という章でわずか二ページしかない。サイコパスの原因論のほとんどは、神経学的解説にページが割かれ、それに関する章だけでも六つある。

一方、日本犯罪心理学会が創立五〇周年を記念して、二〇一六年に発刊した『犯罪心理学事典』では、サイコパスの原因について、以下のような記載がある。

> 彼らは**口唇期**の課題である**基本的信頼**が欠如しており、人間的な**愛着**が根源的に不足しているために非常に原始的な**防衛機制**に依存している。（中略）**防衛機制**の中で特に注目すべきは**行動化**であり、それは実質的にサイコパシーを定義づけるものである。葛藤のプロセスに耐えられず、不安な気分から解放されようと素早く行動する。（太字引用者）

太字で示したのは、精神分析学の用語であり、すべて精神分析の理論に基づいて書かれている。口唇期というのは、乳児期のことを指し、授乳を通して母親との愛着、そして人間全体への基本的信頼感を獲得する時期だとされる。

また、防衛機制とは、不安から自らを守るための無意識的な心のはたらきを指すが、この説明では、不安や葛藤が元でサイコパスが行動化に至ると解説されている。サイコパスもどきである「二次性サイコパス」には部分的に当てはまる記述であるが、真のサイコパスは、不安がないことが特徴だから、言うまでもなく、大きな事実誤認である。

わが国では、精神分析学も愛着理論も、今なお大変な人気であるが、過去に「固着」(これも精神分析用語)して、日進月歩の最新研究に目を向けないようでは、学問の未来はない。

われわれも、何か大きな事件や不可解な事件が起こると、犯人の過去のどこに問題があって、こんな事件に結びついたのかと考えることがある。心理学や精神分析学とは無縁の人であっても、知らず知らずのうちに、長い伝統のあるフロイト的な考え方が浸透しているからだ。

†サイコパスの原因に迫る今日の研究

サイコパスの原因を探るために、研究者は日々、多様なアプローチを試みている。さまざまな場面における生理的反応を測定したり、認知課題への反応の仕方を見たりするのもその一つである。

また、脳画像などによる神経科学的アプローチも盛んである。さらに、双生児研究や養子研究などによって、遺伝要因と環境要因を弁別して、それらの寄与率を見きわめようとする方法もある。

このような研究が増加し、エビデンスが蓄積されていくにつれ、われわれが否が応でも向き合わなければならない事実がある。それは、サイコパスは端的に言うと、脳の機能障害であるという事実である。さらに、遺伝による支配の大きさについても直視する必要がある。ファロンの言葉を借りれば、「行動における主導者とは環境ではなく、遺伝の力であることを私たちが心に止める必要のある所見が徐々に増えてきている」からだ。

過去の体験という環境の支配に力点を置いた精神分析に別れを告げた後、今日われわれが対峙すべき「不都合な真実」は、ときに残酷で知りたくもない現実であるかもしれない。遺伝による支配とは、どこか不愉快で危険な香りのする主張ではないか。

それは、遺伝と聞くとわれわれがすぐに感じる、その決定論的な性格ゆえのことだ。遺伝の影響が大きいと聞くと、もう遺伝で決まっているのだからどうしようもない、個人の努力では変えられないと悲観的な見方をして、あきらめるほかないと感じてしまう。とはいえ、決定論という意味では、精神分析も同じである。過去のトラウマがその後の行動を決めると主張しているからだ。

しかし、現代の行動遺伝学は、遺伝が必ずしもわれわれの行動のすべてを決定するとは考えていない。遺伝の影響は、われわれが考えている以上に柔軟であり、環境によって左右され、変化することも多い。

サイコパスには確かに遺伝的影響が大きいが、その発現においては、環境要因も重要である。これが、現在のところ、研究者の間で主流の考え方である。生物学的要因のみでサイコパスになることもなければ、環境要因だけでサイコパスが誕生するわけでもない。

†氏か育ちか

遺伝と環境の関連について、ここで一つ例を挙げて説明したい。

図4-1のように、池のなかに立つ一本の杭を考えてみよう。この杭が、サイコパスに関連する遺伝的な、あるいは生物学的な異常を表しているとする。池の水は、それを取り

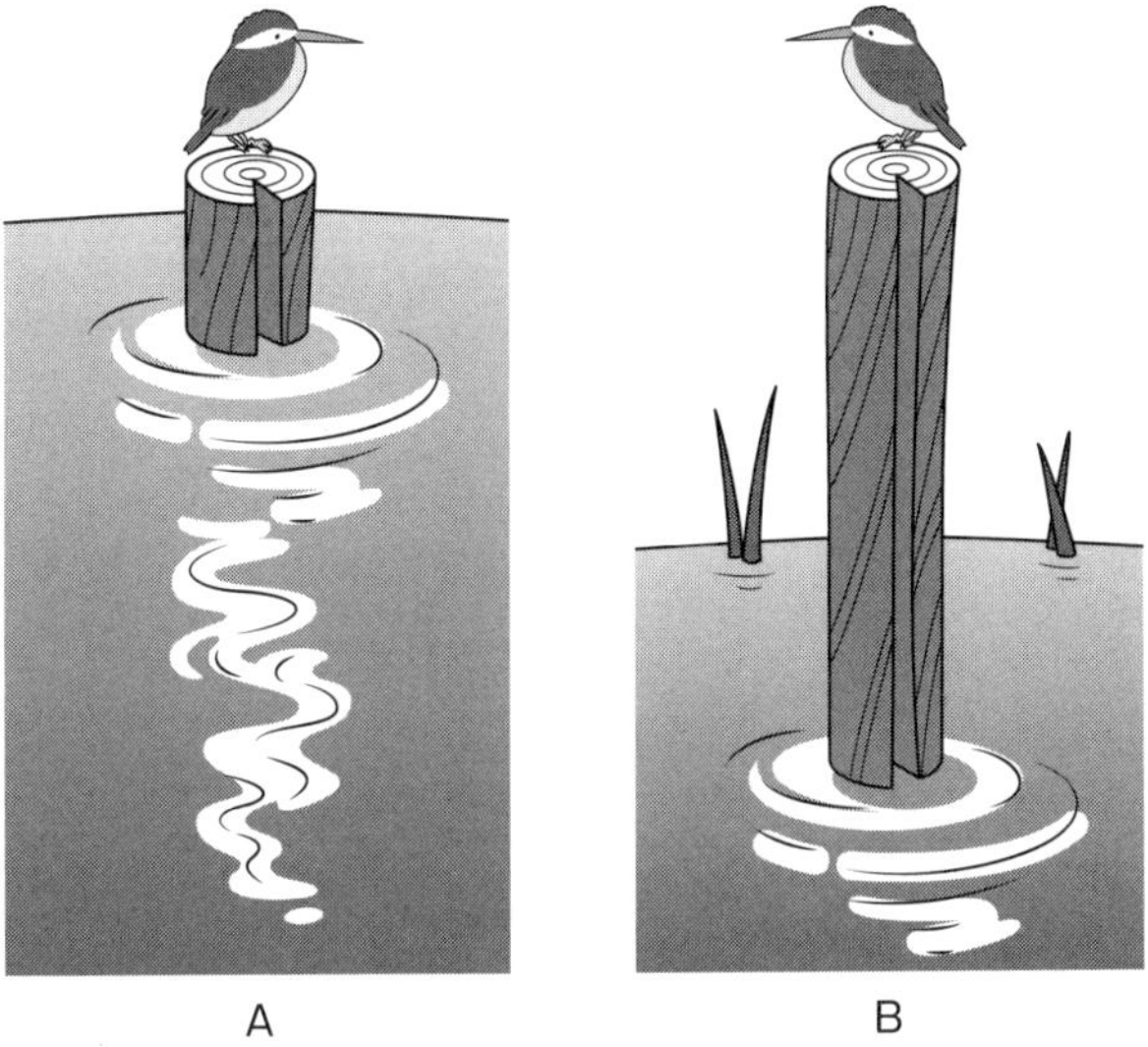

図4－1　杭と水位

巻く環境である。

池の水が満々としているときは、この杭は外に現れない。つまり、満々とたたえられた水のように、周りの環境に愛情、教育、福祉などが潤沢であるとき、サイコパス特性は表面に現れない（A）。

一方、愛情や教育的環境が枯渇し、環境に望ましい刺激がないときは、水が枯れて、杭が露わになる。サイコパス特性が姿を現すのである（B）。

つまり、生まれ持った本人の生物学的な脆弱性《ぜいじゃくせい》は、環境的ストレスと組み合わさったときに問題として発現しやすくなるという考え方である。心理学ではこれを「ストレス脆弱性モデル」と呼んでいる。とはいえ、言うまでもなく、そもそも杭がなければ、水がどれだけ減ろうとも、サイコパス特性が現れることはない。

これらを簡単にまとめると、「氏か育ちか」ではなく、「氏も育ちも」ということになる。このことを念頭に置きながら、まずは、サイコパスの原因と考えられる生物学的要因から見ていきたい。そして、その後にそれと相互作用して影響を及ぼし合う環境要因について概観する。

†サイコパスの生理的反応

サイコパスには、特徴的な生理的反応が見られることがよく知られている。その点に着目した研究を紹介したい。

サイコパスの生理的な異常に最初に着目したのは、リッケンである。彼は、質問紙および生理学的指標の測定などによって、サイコパスが一般人に比べて、恐怖や不安が有意に低いことを実証した。そして、それが彼らの行動に大きな影響を及ぼしていると主張した。

現代サイコパス研究の権威であるクリストファー・パトリック（Christopher Patrick）は、

性犯罪によって司法的治療施設に拘禁されている犯罪者（サイコパス、非サイコパス）に、さまざまな状況を描写したスライドを見せ、その生理的反応を比較した。スライドには、「食べもの」「スポーツ」「子ども」など平穏な状況を描いたものもあれば、「手足の切断」「突きつけられた銃」「蛇」など脅威的なものもあった。

その結果、脅威的な刺激を見たときのサイコパスと非サイコパスの生理的反応には、大きな違いがあった。特に際立っていたのが、まばたきの回数である。通常、人は脅威的なものを見ると、まばたきが増加する。それは、非サイコパスの性犯罪者とて同じだった。しかし、サイコパス性犯罪者には、そのような変化が見られなかった。まばたきもせず、平然と切断された手足や銃を見つめていたのである。

ギャンブル課題を用いた研究でも、サイコパスの特徴を見出すことができる。フライドマン（Cary Frydman）らは、サイコパスの遺伝子的特徴を有する者に対し、ギャンブル課題での行動特徴を観察した。その結果、彼らは自分に有利な場面で一貫してリスクを取り続け、結果として高額の報酬金を手にすることができた。つまり、リスクに伴う不安をものともしないのがサイコパスである。

われわれの研究室では、サイコパス傾向のある大学生とそうでない大学生を対象として、安静時およびリスクのあるギャンブル課題時の生理的反応（心拍、皮膚電気反応）を比較した。しかし、どの場合においても、有意な差は観察されなかった。サイコパス傾向とは、行動や感情の特徴が、サイコパスと類似しているが、「真のサイコパス」ほどの偏りを示さない者のことである。この結果からわかることは、生理的反応の異常は、「真のサイコパス」を見分ける重要な指標になるということである。

†ソマティック・マーカー仮説

ポルトガル生まれの神経科学者、ダマシオ（Antonio Damasio）は、われわれの判断や思考に影響を与える生理的な反応のことを、「ソマティック・マーカー（生理的信号）」と呼んだ。そして、正しい行動の決定には冷静な思考だけでなく、感情やそれに伴う生理的反応も重要な影響を及ぼしていることを強調した。

それまで感情は、正確な判断の邪魔になるものだと考えられていたが、物事の判断において、実は重要な役割を果たしていることがわかってきたのだ。

良心の起源に関するところでも述べたが、子どもが成長する過程で、善悪を学び、良心を発達させていくプロセスは、恐怖条件づけで説明ができる。悪いことをして、親から叱責などの罰を受けると、恐怖心が生まれ、「悪いこと」と「恐怖心」が条件づけられる。そして、その後、「恐怖心」は「悪いこと」へのブレーキとして作用する。

また、恐怖心は、心拍数や呼吸数の上昇、発汗、筋肉の収縮などの生理的反応とも結びついている。したがって、罰を受けることが予測されただけで、これらの生理的反応が起こり、それが「危険信号」、「ソマティック・マーカー」となって、その行動を抑制する。この感情的・生理的ブレーキが、善悪の判断や正しい行動の決定に非常に重要なのである。

われわれが悪いことをしないのは、「悪いことだからやらない」という理性的な選択であるが、「気分が悪いからやらない」「気持ち的に嫌だからやらない」という感情的な選択の結果でもある。

このような感情的・生理的反応を欠いたサイコパスは、文字通り「恐いものなし」で何でも平気でやってしまうのであり、別の見方をすると、「罰を恐れない」「罰の効果がない」ということにもなる。死刑存置派は、死刑があるから凶悪な犯罪を思い留まらせる効果がある、すなわち死刑の抑止効果ということを主張するが、一番それが効いてほしいサイコパスには、抑止効果ははたらかない。

†サイコパスの共感性

サイコパスの大きな特徴として、共感性が欠如していることは、これまで繰り返し述べてきた。それを証明する研究データのいくつかを紹介する。

ブレアらは、刑務所および司法病院に入所中のサイコパスと一般男性に、さまざまなスライドを見せ、生理的反応を測定した。スライドのなかには、泣いている大人、泣いている子どものクローズアップなどが複数含まれていた。しかし、これらのスライドを見ている間も、サイコパスの皮膚電気反応はほぼ変化しなかった。この結果を基にブレアは、サイコパスは、他人が示す恐怖の表情に心が動かないだけでなく、表情自体を十分に認識できないと主張している。

また、プファビガン（Daniela Pfabigan）らは、サイコパス犯罪者に、他者が苦痛を体験しているビデオを見せ、その反応を調べた。その結果、彼らは質問紙調査では共感を示していたが、ビデオ視聴中の生理的反応（皮膚電気反応）には何の変化も見られなかった。つまり、共感している振りをしていただけで、心は何も動いていなかったのである。

他人の悲しみの表情だけでなく、怒りの表情への反応にも異常が見られる。人は、相手が怒っていることがわかれば、それに対する「回避反応」を取るのが自然である。自分に無関係の場面であれば、そこから離れるだろうし、自分が何かしら関わっている場面であれば、会話を一旦止めたり、間を置いたりすることで距離を取ろうとする。

それに対し、サイコパスは逆に距離を縮めて、その状況により深く関わって行こうとする。オランダのフォン・ボリエス（Anna von Borries）らの実験では、スクリーンにさまざまな人物の顔を表示し、ゲームで使うジョイスティックを操作して、その顔を拡大・縮小できるようにした。一般男性は、怒り顔が現れたときは画像を縮小させ、笑顔の場合は拡大する傾向があったのに対し、サイコパスは、反応に差が見られなかった。

人間にはそもそも、「他人の苦痛を見ることを避けたい」という気持ちが備わっている。あるいは、相手の怒りに接すると、それを回避しようという傾向も有している。これは、われわれのなかに「暴力抑制装置」があるからだ。

人間のなかに、暴力を抑制するようなシステムが備わっていることによって、利他的な行動が見られるのであるし、平和や安全を求める気持ちも生じる。戦争や犯罪など、「他人の苦痛を増やす」行動に至るのも人間であるが、とはいえそれらも、いつも無制限に情け容赦なく遂行されるわけではない。

ブレアによると、このような暴力抑制装置は、まず他者の表情や苦痛の手がかりを読み取ることによって活性化され、生理的な反応（体がすくむ、心拍が上昇するなど）や感情（罪悪感、共感、後悔、恐怖）が生じ、注意力が上昇する（相手の表情や周囲の状況にますます気を配る）、といった一連の反応が自動的に生じる。

しかし、サイコパスはそもそも他人の表情を見分けることができない。そして、恐怖や苦痛で顔がゆがんでいる写真を見せられても、そこにそのような感情を読み取ることができないし、自分の感情も動かない。共感性がないというのは、こういうことだ。

†サイコパスの注意力

われわれは、何かの行動を取るとき、いつも同時に実に多種多様な情報処理を行っている。

例えば、カフェでコーヒーを飲みながら、友人と会話している状況を考えてみよう。一見、リラックスしたシーンではあるが、このとき、われわれは相手の言葉だけでなく、無意識的に声のトーンや表情などにも注意を払っている。楽しい会話をしていても、声のトーンが暗ければ、「どこか具合が悪いのかな」とか、「何か悪いことを言ってしまったかな」などと想像を巡らせながら、会話を進める。

また、相手の様子だけでなく、特段の意識をせずとも、周囲の状況にも絶えず注意を払っている。後ろで大きな物音がしたら、さっと振り返るだろうし、雨が降り始めたら、窓を叩く雨音にも気づくだろう。

とはいえ、あまり周囲のことばかりに注意を分散させてしまうと、今度は目の前の相手から「ちゃんと私の話を聞いている？」などと怒られてしまうことにもなりかねない。つまり、注意力の適切な配分が大切なのである。注意力の焦点は、主たる対象に置きながら、周辺に対する注意力は、アイドリング状態にしておくといったようなイメージである。

もっと複雑な行動であれば、さらに高度な情報処理が要求される。計画を立て、計画通りに実行できているかモニターし、万全の注意を払いながら、一つひとつの行動を遂行していく。場合によっては、状況に応じて臨機応変に行動を変えることも必要になる。

サイコパスの注意力の特徴を調べるため、ジュタイ（Jeffrey Jutai）とヘアは、受刑者を対象に実験を行った。受刑者には、テレビゲームをしながら、ピッという電子音（妨害刺激）を聞くという課題をやってもらい、その際の心拍や皮膚電気反応を測定した。

その結果、サイコパスは邪魔な音にも妨害されることなく、淡々とゲームを続けることができた。このときの皮膚電気反応も小さく、試行を重ねてもほとんど変化がなかった。一方、非サイコパスはそうはいかず、作業が音に邪魔されがちであった。生理的反応も大きかった。しかし、試行を重ねるにつれて、反応は小さくなり、妨害音を無視することができるようになっていった。

この結果から言えることは、サイコパスは、自分が取り組んでいることや関心のあることに注意を集中し、他の邪魔な刺激を効果的に無視することができる「能力」を有しているということだ。

しかし、それが効率的な課題遂行につながることもあれば、必ずしもそうとは言えないときもある。例えば、サイコパスが自分の利益を追求するあまり、他者の利益や感情を無視する傾向は、このような注意の極端な集中傾向と関連がある。それは効率的な利益の獲得につながる一方で、破滅を招くことにもなる。

†説明理論

以上のような研究結果をまとめると、どのようなことが推論できるだろうか。

第一は、不安や恐怖のような感情的な反応性の著しい弱さである。外部からの刺激

（「手足の切断」「泣いている子ども」など）といった、通常であれば感情的に反応をするような状況においても、サイコパスは感情が揺れ動かない。つまり、感情的情報のインプットがなされても、脳の情報処理回路のどこかでそれが認識されないような状況になっているのではないかと考えられる。

第二に、共感性の欠如である。相手の表情や行動を見て、その心情を読み取り、それに対して適切に反応することができない。普通の人間であれば、泣いている子どもを見ると、心が動かされ、怒っている相手がいると、それを避けようとするものであるが、サイコパスにはこのような感情的、行動的回路に問題があり、暴力抑止装置がはたらかない。

第三は、注意力、判断力という高次機能の障害である。普通の人間でも、高速で運転しているときや、電話しながら歩いているようなとき、注意の幅が通常より狭くなる。サイコパスでは、何らかの障害により、常にこのようなことが起こっている。

ブレアは、サイコパスに見られるこれらの障害を説明するための理論モデルをまとめ、以下の三つの仮説として整理している。

① 恐怖機能不全モデル――感情的欠陥に着目

② 暴力抑制装置モデル－共感性欠如に着目
③ 反応調節モデル－注意の欠陥に着目

これらは、どれが正しく、どれが間違いというものではなく、ここで述べてきたサイコパスの病理のどこに一番着目するかによって、理論がそれぞれ異なるということだ。

2 サイコパスの脳

このように、さまざまな理論でサイコパスの「障害」「欠陥」が指摘されているが、つまるところ、このような障害が生じるのは、脳のなかにその根源があると考えるのが自然である。

そして、実際多くのエビデンスが集まりつつある。そのほとんどは、ＰＥＴスキャン、ｆＭＲＩ（機能的磁気共鳴画像法）、単光子放射型コンピュータ断層撮影法（ＳＰＥＣＴ）などによる脳の構造および機能に関するものである。

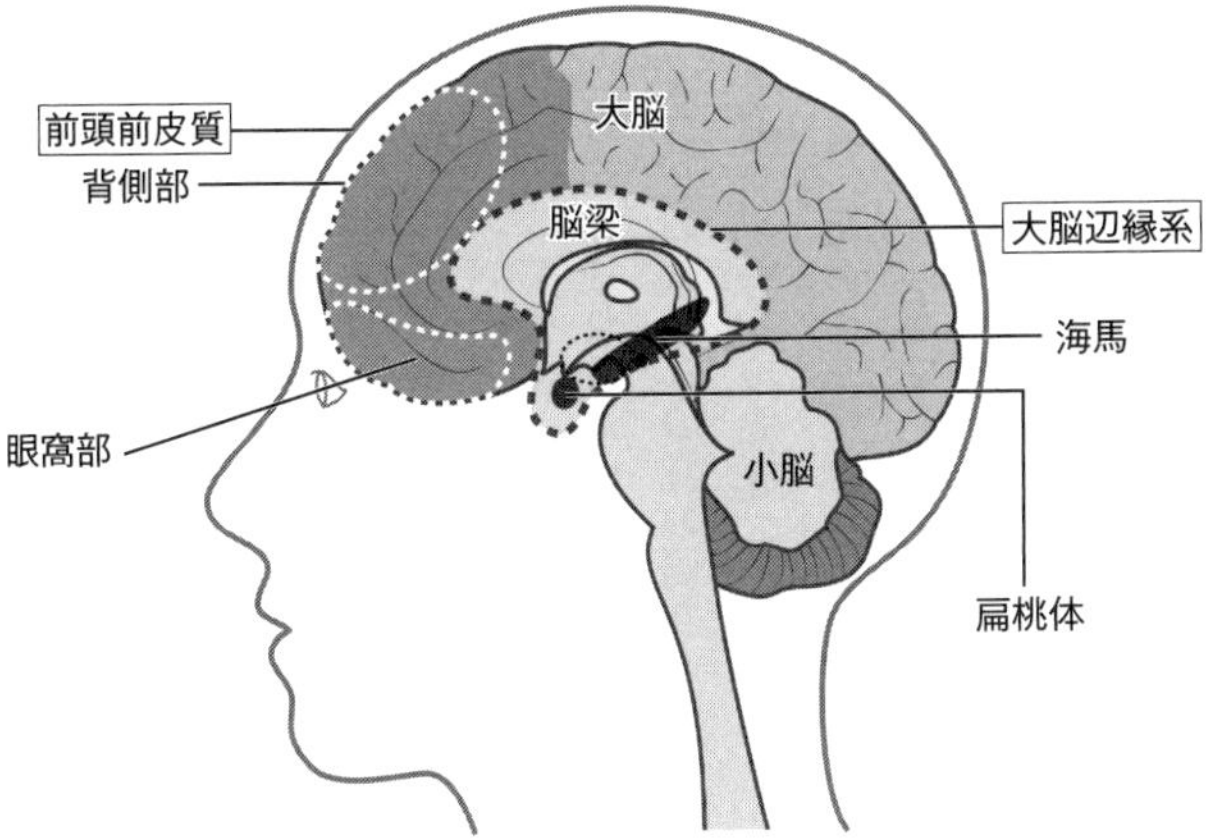

図４－２　脳の部位

これらの研究で、サイコパスの脳に関して、異常所見が繰り返し見られているのは、前頭前皮質、側頭皮質、大脳辺縁系（扁桃体、海馬）、脳梁などである（図４－２）。

†扁桃体

サイコパスの脳に関する研究で、最も注目されているのは、扁桃体と呼ばれる小さな部位である。ブレアは、「われわれの考えでは、扁桃体の機能不全がサイコパスに関連する病態の中核をなす」と述べている。

扁桃体とは、脳の大脳辺縁系（ここは、情動脳とも呼ばれている）という部位に位置するアーモンド型の構造体であり、左右に一つずつある。その主な機能は、感情や欲求の調節である。

神経犯罪学の第一人者、エイドリアン・レイン（Adrian Raine）によれば、サイコパスに限定されてはいないが、暴力的犯罪者のＰＥＴスキャンでは、扁桃体の体積が正常群に比べて約一八パーセント小さかったことが見出されている。また、サイコパスでは、扁桃体の機能的非対称性が指摘されている。

サイコパスにおける感情因子の特徴として、不安、恐怖心、共感性、良心といった感情が欠落し、冷酷性、残虐性などがきわだっており、行動因子である衝動性が目立つことを挙げたが、これらはいずれも扁桃体の機能不全として考えられる。

また、われわれの身の周りからの刺激を取り入れ、脳に伝える神経は、その途中で扁桃体を通り、自律神経反応（心拍、呼吸、発汗など）へとつながる。つまり、何かを見聞きすると、その感覚情報に扁桃体によって感情的な色づけがなされ、生理的な反応が生起されるという回路である。サイコパスにおいては、扁桃体の異常のため、こうした回路が正常に機能していないというわけである。

さらに、扁桃体はその隣にある海馬という組織とともに、われわれの記憶にも深く関与している。サイコパスは取り立てて記憶に障害があるわけではないが、繰り返し述べているように、恐怖条件づけが成立しないという問題がある。

別の見方をすると、条件づけというのは、一種の記憶である。子ども時代の叱責やしつけが、「してはいけないこと」の記憶として、扁桃体や海馬に蓄積され、社会化が促進されるわけであるが、この部分に異常のあるサイコパスには、そのプロセスが正しく行われないのである。

†脳損傷患者のサイコパス化

フィニアス・ゲージは、鉄道会社で働く善良な職業人であり、良き家庭人でもあった。彼は、几帳面な仕事ぶりから仲間内での人望も厚く、信頼される人物だった。ある日、鉄道軌道の妨害となっていた大きな岩を爆破するための作業に従事していたとき、誤って火薬が爆発し、吹き飛ばされた長い金属の棒が、彼の頭部を貫通してしまった。

誰もが彼は死んだと思ったが、何と奇跡的に一命を取り留めた。そして、事故から一カ月もしないうちに、立って歩けるようになるまで回復した。

とはいえ、彼の性格は、事故前とは大きく変わってしまった。怒りっぽくなって、衝動的な行動を取るようになり、仲間を汚い言葉で罵ったり、無責任に仕事をすっぽかしたりするようになった。

その後、仕事を解雇されたゲージは、各地を転々とした後、事故から一二年目に三六歳で短い人生を終えた。

事故によって彼の脳が損傷を受けた箇所は、前頭前皮質の眼窩《がんか》部から腹側《ふくそく》部であった。実は、これらの箇所は、そっくりそのままサイコパスの脳に異常が見られる箇所だったのである。その結果、彼は「後天的なサイコパス」となってしまった。

このような例は、ほかにも少数ながら報告されている。もちろん、少数の事例を基にたやすく結論を導くことは、厳に慎まなければならない。しかし、これら事例が示していることは非常に示唆に富み、その後のサイコパスの脳の研究に大きなヒントを与えた。

†サイコパスの「冷たい脳」と「温かい脳」

フィニアス・ゲージの事例からわかるように、サイコパスの脳に関して重要な領域は、脳の一番前に位置する前頭前皮質と呼ばれる場所である（図4-2、151ページ）。ここは、扁桃体とは機能がまったく異なる。扁桃体の属する大脳辺縁系が「情動脳」と呼ばれているのに対し、ここは「理性脳」であり、われわれの思考、判断、理性など、いわゆる脳の高次機能を司る。

前頭前皮質を上部（背側部《はいそく》）と下部（眼窩部、腹側部）に分けると、上部は冷静な思考や判断などと関連する「冷たい脳」であるのに対し、下部は感情、倫理などに関連する「温かい脳」であると考えられている。

これらがバランスを保っていればよいが、バランスを欠くと、社会生活や対人関係でいろいろな問題が生じてくる。

例えば、「冷たい脳」のはたらきのみが活発な場合は、冷静な判断力を有し、実行力にも秀でているが、感情を欠いた冷血人間と評されるかもしれない。逆に「温かい脳」のはたらきのみが目立つ場合は、情緒的で共感的ではあるが、感情に流されやすく、テキパキと仕事や物事をこなすことが苦手な人物となる。

ファロンは、さまざまな暴力的殺人者の脳画像を分析し、衝動的な殺人者は、扁桃体の機能異常に加えて、「冷たい脳」の機能低下が見られることが多いと述べている。つまり、感情のコントロールができず、衝動的で、冷静な判断が苦手なタイプである。これは、喧嘩で激高して、後先のことを考えず、相手を殺すような者たちであり、彼らのほとんどはサイコパスではない。「温かい脳」は機能しているため、後になって自分の行動に動揺したり、反省したりすることはできる。

一方、サイコパスの脳は、これとは違っている。彼らには、扁桃体の異常が見られるのは同じであるが、「冷たい脳」は比較的正常に動いており、「温かい脳」のほうに機能低下が見られる。

つまり、外部からの刺激に対して、扁桃体由来の衝動的なアクセルを踏み込み、不安や恐怖心という感情的ブレーキを欠いたまま、さらには倫理や共感性という「温かい脳」による歯止めもなく、ひたすら自らの欲求充足のために他人を搾取し、暴力を振るうのがサイコパスである。冷静に計画を立て、冷酷な犯罪を行い、後になって反省することもない。

実は、このような脳の異常パターンが見られるのは、サイコパスの脳のみである。非サイコパスの犯罪者や、ほかのさまざまな障害を有する者の脳には、同じような所見が見られるものがない。

†神経伝達物質の異常

サイコパスの脳の異常は、こうした脳のさまざまな領域における異常だけにとどまらない。脳内の情報伝達に関する異常も見出されている。

脳のなかで情報伝達の役目を担うのは、神経細胞（ニューロン）である。そのニューロンとニューロンのつなぎ目をシナプスと呼ぶが、シナプスではニューロン同士が手を結ぶようにつながっているのではなく、そこには小さな隙間があり、これをシナプス間隙《かんげき》と呼ぶ（図4-3）。

ニューロン内の情報伝達は、電気信号でなされるが、シナプス間隙では電気信号が伝わらない。そのため、シナプスの末端から化学物質が放出され、そこではその物質による化学的な情報伝達が行われている。この化学物質のことを、神経伝達物質と呼ぶ。

代表的な神経伝達物質であるドーパミンは、われわれの快感と関連する物質である。例えば、誰かに褒められたり、プレゼントをもらったりしたとする。すると、それが電気信号としてニューロン内を伝わり、シナプスの末端からは、ドーパミンが分泌される。そして、われわれは快感情を抱く。

だとすると、こういうことが言えるだろう。あなたは、うれしいことがあって、喜びを感じているのではない。うれしいことがあって、ドーパミンが放出されたから、それを主観的に喜びとして体験しているのだ。

サイコパスの脳では、ドーパミンが過剰に放出されていることが見出されている。例え

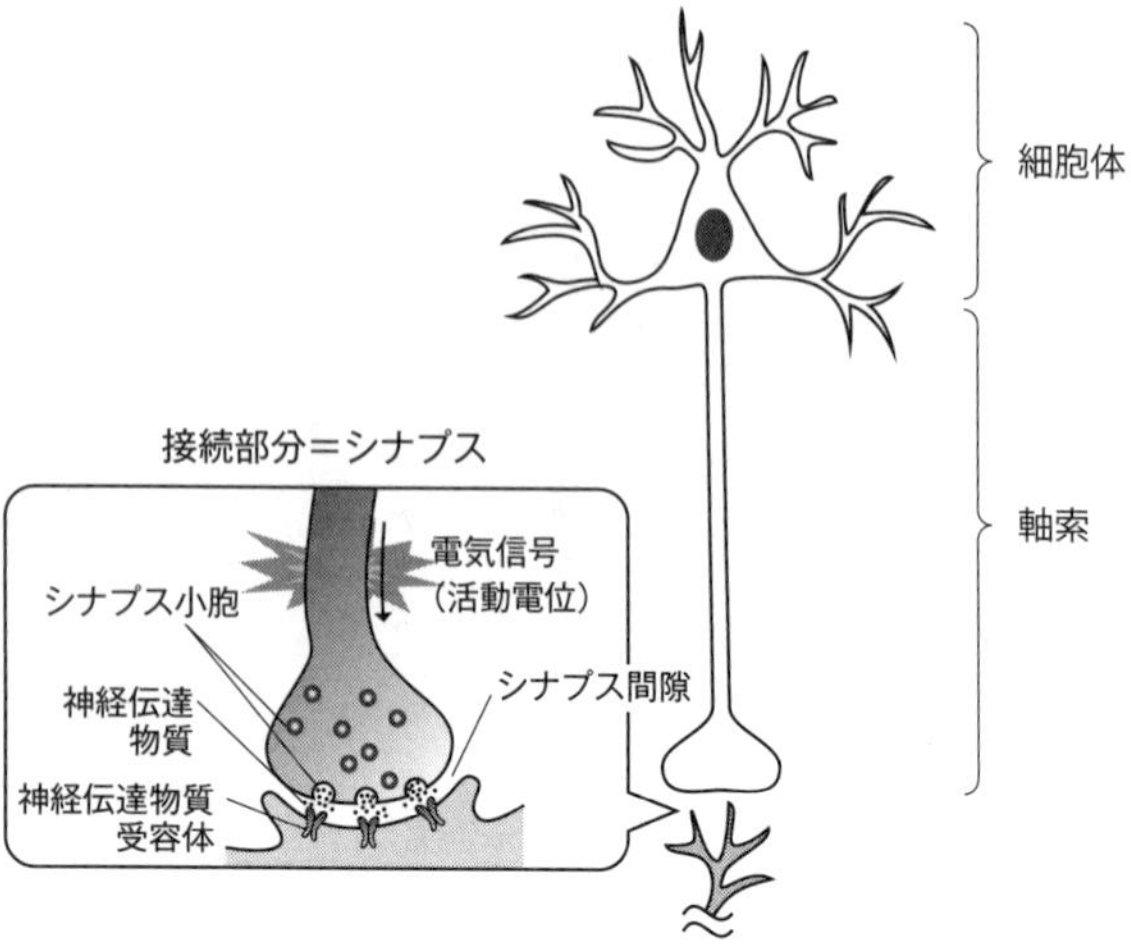

図4－3　ニューロンとシナプス

ば、スウェーデン、ヨーテボリ大学のソーダストロム（Henrik Soderstrom）は、サイコパス犯罪者は、ドーパミン代謝物質であるホモバニリン酸の脳脊髄液中の値が高いことを見出しており、それが粗暴行動と関連していると述べている。

ほかにも、サイコパスが、過剰に快楽や刺激を求め、衝動的に薬物使用、放縦なセックスなどに動機づけられるのは、ドーパミン過剰と関連がある。

さらに注目すべき点は、シナプスで神経伝達物質を調節する脳内の機序についてである。脳のなかで、神経伝達物質が分泌されると、その後にはその物質を回収したり（再取り込み）、分解したりして、作用を止めることも重要となる。

出っ放しの状態だと、ドーパミンによって興奮したままの「スイッチオン」の状態がずっと続いていることになるし、それではいずれドーパミンが枯渇してしまう。このようなことにならないようにするため、回収、分解という「スイッチオフ」のプロセスが重要になってくる。

われわれの主観的体験としても、何かうれしいことがあって、大きな喜びに包まれたとしても、その感情はいつまでも続かず、次第にフェードアウトする。シナプスで、ドーパミンの回収、分解が進んでいるからである。

しかし、サイコパスの脳では、ここにも異常が見られる。これに関して、最も研究が進んでいるのは、セロトニンという神経伝達物質についてである。

†セロトニンと「戦士の遺伝子」

セロトニンは、われわれの感情の調節に関連するはたらきをしている。例えば、うつ病では、シナプスにおけるセロトニンの量が少ないことがその病因の一つとされている。代表的な抗うつ剤は、「セロトニン再取り込み阻害薬」と呼ばれるもので、一旦放出されたセロトニンがシナプス内に取り込まれることを阻止することによって、シナプスに一定のセロトニンがある状態を保ち、気分の調節を助ける作用がある。

サイコパスにおいては、セロトニンを分解する酵素に異常があることがわかっている。セロトニンを分解する酵素は、モノアミン酸化酵素（MAO）と呼ばれている。モノアミンとは、セロトニン、ドーパミンなどの総称である。モノアミン酸化酵素には、AとBがあるが、Aはおもにセロトニン、Bはドーパミンの調整を担っている。

また、モノアミン酸化酵素A（MAOA）を産出する遺伝子にも、短形（S）、長形（L）の二種類がある。カスピ（Avshalom Caspi）とモフィット（Terrie Moffitt）は、非行少年におけるMAOA-Lと攻撃性の関連を見出した。このタイプの遺伝子を持つ者は、数の上では少数だが、その攻撃性が際立っており、「戦士の遺伝子」と呼ばれている。

なぜMAOA-Lは、攻撃性を生み出すのだろうか。そもそも、この遺伝子は、セロトニンを分解する酵素の産出を抑制するものである。ということは、放出されたセロトニンが分解されず、そのままシナプス間隙に留まり続けることになる。だとすれば、感情の調節が促進され、むしろ怒りや攻撃性などは抑制されるように思われる。

しかし、脳のなかで起こる作用は、そんなに単純なものではない。ドーパミン過剰が問題を引き起こしたように、セロトニン過剰も深刻な問題につながる。

生体にはホメオスタシス、つまり恒常性を維持しようとする基本的なはたらきがある。ファロンによれば、この場合もホメオスタシスがはたらき、過剰なセロトニンの生体への作用を軽減するために、脳のなかのセロトニン受容体《レセプター》の数が減少する。つまり、セロトニンに対して感受性のない脳になってしまう。

これは遺伝子が原因として起こる脳の変化であるうえ、セロトニンは発達の最も初期から分泌が始まる神経伝達物質である。したがって、このような脳の変化は、ごく幼少期から見られるものである。

この遺伝子を持って生まれた子どもは、小さい頃から、そして大人になっても、ずっとセロトニン過剰状態が続き、その結果、セロトニン受容体は減少したままである。ファロンは、この状態を「大量のセロトニンが放出されても（中略）、脳は聞く耳を持たなくなっている」と表現している。つまり、怒りを鎮めるはたらきをする脳のしくみが、永続的に変化してしまっているということだ。そして、収まらぬ怒りへの反応として、攻撃性が現れる。

サイコパスに関連する遺伝子として、はっきりと「正体」がわかっているものは、まだこれ一つである。しかし言うまでもなく、この遺伝子が単独でサイコパスを作り上げるわけではない。一つの遺伝子が一つの特徴と結びついているというような、「一対一対応」はきわめてまれであり、他の遺伝子との相互作用や、ほかの先天的および後天的特性、さらにはさまざまなレベルでの環境要因との複雑な相互作用を考えなければならない。

脳のはたらきや人間のパーソナリティ特徴について、単純で明快な答えを求めようとしてはならない。そのような答えは、必ずと言っていいほど間違っている。

†双生児研究

双生児を用いた研究は、ある問題に遺伝や環境要因がそれぞれどの程度寄与しているか、その割合を推定することができる貴重なデータを提供する。

双生児には一卵性と二卵性があるが、前者は、一つの卵《らん》から発生したのであるから、遺伝的にはまったく同一であり、自然のクローンのような存在である。それに対し、二卵性は通常のきょうだいと同じで、遺伝子の五〇パーセントを共有している。

双生児の双方がサイコパスになる一致率について、一卵性双生児と二卵性双生児を比較したとき、前者が一〇〇パーセントで、後者が五〇パーセントだと、サイコパスになるのは、ほぼすべて遺伝の影響であると結論される。

実際のデータを見てみよう。最も古い研究の一つとして、一九六〇代にミネソタで行われたゴッテスマン（Irving Gottesman）による研究では、一卵性の一致率が五七パーセント、二卵性一八パーセントであった。ローリン（John Loehlin）らの研究は研究参加者が最も多く、一致率は一卵性五二パーセント、二卵性一五パーセントだった。さらに、最近の研究としてテイラー（Jeanette Taylor）による二〇〇三年の研究では、一卵性四二パーセント、二卵性一六パーセントという結果であった。

これを見ると、一貫して一卵性のほうのサイコパス一致率がはるかに高いという結果になっている。一卵性と二卵性の間で一致率にこれほど大きな開きがあるということは、遺伝の役割の大きさを強く示唆している。

ブロニゲン（Daniel Blonigen）は、過去の双生児研究をレビューし、サイコパスのパーソナリティ特徴には、遺伝的寄与があるとの相当なエビデンスがあると述べている。さらに、共有環境の影響は無視できるほどだという。

レインは、反社会的行動に対する遺伝と環境の寄与率を複雑な統計モデルを用いて、解析した。その結果、遺伝率は〇・九六という驚くべき数値がはじき出された。つまり、人が示す反社会性のばらつきの九六パーセントは遺伝で説明できるということだ。

一方、共有環境の影響はゼロで、非共有環境の影響は四パーセントだった。人間のさまざまな性質のなかで、遺伝の影響の大きさがこれに匹敵するのは身長くらいのもので、知能や成績は六〇－七〇パーセント、内向性や外向性は五〇パーセントほど（つまり、遺伝も環境も半々）である。

3 サイコパスを生み出す環境

繰り返しになるが、そもそもの大前提として、われわれのパーソナリティは、生物学的（遺伝的、生得的）要因と、環境要因の相互作用の結果、発現するものである。先ほど紹介した双生児研究の結果でも、遺伝的にはまったく同一である一卵性双生児のサイコパス一致率が一〇〇パーセントではなかったことからも、遺伝がすべてを決めているわけではないことが明白である。

また、生物学的要因と環境要因の相互作用と一口に言っても、その影響のパターンはさまざまである。

先に「戦士の遺伝子」によって、子どもの脳が「セロトニン不感症」の脳になっていくプロセスを説明したが、このプロセスは何も遺伝子だけが支配しているのではない。環境要因も大きくはたらいている。そもそもセロトニンが分泌されるのは、環境からの刺激を受けてのことである。つまり、何か心を揺さぶられるようなできごと（環境要因）があると、感情の表出を調節するためにセロトニンが分泌される。この反復によって、セロトニン過剰が常態化し、脳が変化していくわけである。

あるいは、遺伝子はあくまで「設計図」のようなものであって、それが発現するか否か、あるいはどう発現するかに、環境要因が影響する場合もある。その寄与の割合、影響の大きさは一律ではないが、ある遺伝子を持って生まれたからといって、必ずそれが発現するとは限らない。種を蒔いても、水分や温度の影響で発芽しない場合があるのと同じである。

このほか、後天的な（環境的な）要因の影響を受けて、遺伝子そのものや遺伝情報が変化することがある。これを、エピジェネティクス（epigenetics）と呼ぶ。遺伝子的には「クローン」であるはずの一卵性双生児に違いが見られるのは、このエピジェネティクスによるところが大きい。

†サイコパスに見られる脳の異常の原因

なぜサイコパスの脳には、さまざまな異常があるのか、その異常のそもそもの原因は何だろうか。

実は、現時点では多くのことはわかっていない。唯一ある程度明確にわかっているのが、先に述べた「戦士の遺伝子」と「セロトニン不感症脳」の関連くらいのものである。

それ以外には、なぜ扁桃体の体積が小さく、機能不全が生じているのか、なぜ前頭前皮質の異常は生じたのか、これらの原因は同一か別々か、こうしたことへの明確な答えは、残念ながらまだない。

とはいえ、そのなかで、多くの研究によって指摘されていることは、胎生期および周産期の脳への影響である。もし母親が妊娠中に、アルコール、タバコ、違法薬物などを使用していたとすると、できあがりつつある脳は、それらの影響に対して非常に脆弱であり、大きなダメージを受ける。そして、その影響力は想像以上に大きい。

例えば、妊娠中に母親が週一回飲酒しただけで、子どもの素行障害のリスクが倍増する。また、喫煙でも同様の報告があり、妊娠中にタバコを一日一〇本吸った場合、子どもが素行障害になるリスクは四倍になる。レインは、アルコールやニコチンを、脳の正常な発達を阻害する「催奇形性物質」と呼んでいる。

このほか、妊娠中および周産期の合併症などの影響を指摘する大規模研究もある。つまり、環境は環境でも、重要なのは、まだ胎児の頃の子宮内での環境や、生まれるときの環境だということである。

†遺伝子の発現様式に影響を与える環境要因

ファロンは、サイコパスの病因について「三本脚のスツール」説を唱えている。その三本脚とは、

① 前頭前皮質眼窩部と扁桃体の機能異常
② いくつかの遺伝子の変異体（例：「戦士の遺伝子」）
③ 幼少期早期の精神的、身体的、性的虐待

である。①と②は、これまで説明してきた生物学的要因であり、これに③のような環境要

因が加わってはじめて、サイコパスという椅子が、地面に脚をつけて安定するのだという。ファロン自身が、「マイルド・サイコパス」で済んだのは、③のような環境要因が欠如していたからである。つまり、環境が「出現様式」に影響を与えた例である。

「戦士の遺伝子」に対する環境の影響についても、カスピによる有名な研究がある。研究では、MAOA遺伝子長形と短形の少年について、それぞれ被虐待体験に関する情報を集めた。その結果、短形遺伝子の少年は、どれだけ虐待を受けていても、攻撃性はほとんど見られなかった。

一方、これとは対照的に、長形遺伝子、すなわち「戦士の遺伝子」を持つ子どもは、被虐待経験が熾烈になればなるほど、攻撃性の発現が目立った。さらに、被虐待体験のない子どもの攻撃性は、「戦士の遺伝子」を持っていても、そうでない子どもとほとんど変わらなかった。

また、サイコパスの環境要因について調査した、ケンブリッジ研究と呼ばれる研究がある。これは、ロンドンの男児を対象に四〇年間という長きにわたって実施された追跡研究である。まず、八歳時にさまざまな環境的要因を測定した。そして、四〇年後、すなわち彼らが四八歳になった時点で、サイコパス・チェックリストを実施し、サイコパスと非サイコパスに分け、八歳時点での環境要因の違いを比較した。

その結果、両群で有意に差が見られたのは、差が大きかったものから、「父親の不関与」「身体的ネグレクト」「父親が犯罪者であること」「世帯収入の低さ」「母親が犯罪者であること」「崩壊家庭」「きょうだいの非行」などであった。「父親の不関与」に関しては、両群の割合に六・五倍もの差があった。

サイコパスになった者とそうならなかった者には、生物学的な相違点があることはもちろんだが、このように家庭環境の差も無視できないことがわかる。特に、父親が息子に関与しないことは、大きな要因になる。それは、男性としてのロールモデルが欠落してしまうことが大きく影響しているのかもしれない。

また、両親や同胞が犯罪・非行に関与していることも、大きな影響を及ぼしている。これにも、遺伝的な影響は考えられるが、さらに、彼らが身近な「環境」として、暴力や嘘、無責任性や衝動性など、犯罪につながる行動様式を伝えてしまうのであろうし、虐待やネグレクトの主体となることもあろう。

†氏か育ちか、再び

さて、最後にまとめに代えて、再び「サイコパスは、氏か育ちか」を考えてみると、すでに述べたように、これは二者択一的な問題ではなく、そのどちらもが影響し合っているということが結論である。

とはいえ、注意すべきは、その割合は「氏」、つまり生物学的要因のほうが大きいことは、ほぼ確実だということである。これは、双生児研究が示したとおりである。レインは、「暴力というジグソーパズル」のピースとして、「ここ数十年、科学者は社会や環境を重視してきたが、主犯は脳である」と断言している。

また、生物学的要因と環境要因は、必ずしも独立した別々の要因ではないことに注意する必要がある。自分の遺伝や生まれつきの特徴とはまったく関係なく、外から与えられる環境もあるが、自分が選ぶ環境もある。例えば、類は友を呼ぶというように、付き合う仲間は自分が選ぶ「環境」である。どのような職場を選ぶか、どのような本を読むか、なども自分が選んでいる。だとすると、仲間、職場、本などから影響を受けたとしても、それは、本人の遺伝子が選んだ環境なのかもしれない。

さらに、遺伝的なサイコパス傾向が大きければ大きいほど、環境からの影響はあまり意味をなさなくなる。先の例え話だと、杭がものすごく長ければ、いくら水量が増えたとしても、その杭の姿を水のなかに隠すことはできなくなる。

第五章

サイコパスは治るのか

——サイコパスの予防、治療、対処

†暴力の歴史

アメリカの心理学者、スティーブン・ピンカー（Stephen Pinker）によれば、現代は人類がこの世に誕生してから、最も平和な時代なのだという。

しかしそう言われても、にわかにそれを実感することは難しい。核戦争による脅威を警告する「世界終末時計」は、ドナルド・トランプ大統領の誕生とともに、その針を進め、現在は世界の滅亡まで二分前を指している。

二度の世界大戦が起こり、原子爆弾が広島、長崎に投下された二十世紀を経て、戦争はもはや、人類と地球を何度でも滅亡させることができるほどの壊滅的なものとなっている。

誰もが平和な時代を望みながら迎えた二十一世紀には、その幕開けとともにアメリカで同時多発テロが勃発し、その後も「イスラム国」の誕生、中東やヨーロッパ各地でのテロの頻発、北朝鮮の核開発など、世界は依然として憎しみに包まれているかのようである。

しかし、ピンカーは冷静にデータを分析した結果、現代に比べれば、過去は暴力と殺人が蔓延する「異国」だと述べている。

例えば、先史時代の遺跡から発掘された人骨を見ると、多いときでその七〇パーセント、平均でも一五パーセントは、致命的な暴力を受けたことが死因だと推測されるそうだ。

また、文字が使われ、文学作品が残る時代になると、そこから当時の残虐な社会の様子を類推することができる。

『イリアス』は、ギリシャ神話に基づいたホメロスによる一大叙事詩である。アカイア軍の総帥であり、傲慢で自己中心的なアガメムノンが、女性を巡って英雄アキレウスを怒らせ、ゼウスやアポロンのような神々までをも巻き込みながら戦闘を繰り広げる物語など、全編殺戮や争い、裏切りに溢れている。これをピンカーは、「大量殺人とレイプの物語」と皮肉っている。

同様に『旧約聖書』でも、アブラハムとイサクの物語、ノアの箱舟で有名な大洪水、モーセの出エジプト記、ダビデ王やソロモン王の栄華など、これらはみな一様に大虐殺の物語である。旧約聖書全体で、何と二〇〇〇万人もの人々が無残に殺されているという。

もちろん、これらはフィクションであるが、それでも当時の殺人や暴力に対する考え方や態度を推し量ることができる。これらの時代、信仰や服従が何よりも大事な道徳であって、その前では人命など紙屑のようなものだったということだ。

また、非国家社会では、近現代でも暴力による死亡の割合は非常に高い。南米などの狩猟採集民社会では、平均すると全死亡数の一四パーセントが戦闘による死亡である。狩猟採集に加え原始農業を行うニューギニアやアマゾンの部族では、その割合は二五パーセントにも及ぶ。

国家社会においても、中世キリスト教社会は、ピンカーによると「残虐の文化」だった。特にそれが発揮されるのは、魔女狩りや異端審問などの処刑の場面においてである。その様子は、以下のとおりである。

処罰にはすさまじいまでのサディズムが発揮され、火炙り、車裂きの刑、四肢を馬につないで身体を引き裂く、直腸から串刺しにする、腹を裂いて引きずり出した腸を巻き取るなど、犠牲者が死ぬまでにできるだけ長く苦しませる方法がとられた。

これらは、現代では犯罪と見なされない「罪」に対して行われた刑罰である。しかも、それは「大衆娯楽」として実施され、市民は見物しながら大喜びしただけでなく、一緒になって殴ったり、手足を切断したりしていたという。

もし現代において、被害者を串刺しにしたり、腹を引き裂き、腸を引き出してグルグル巻きにするような事件が起こったとしたら、世の中は天地がひっくり返るくらいの騒ぎになるだろう。

時代は下って近代国家社会になると、様子は大分変ってくる。宗教戦争に明け暮れ、最も殺人が多かった十七世紀ですら、戦闘や暴力の結果死亡したのは、全死亡数のわずか二パーセントであり、二十世紀になると世界大戦での死者を含めても〇・七パーセントである。さらに時代は下って二〇〇五年では、わずか〇・〇〇三パーセントであるという。

暴力が日常的であった時代、サイコパスは現代ほど目立つ特異な存在ではなかったにちがいない。むしろ、その勇敢さや冷酷さなどを武器に、優秀な指導者や英雄になっていた可能性も大きい。

そう考えると、サイコパスという存在は、かつては時代の要請に沿った適応的な存在だったとも言える。しかも、人類の歴史においては、暴力が支配的だった時代のほうが圧倒的に長い。人類が誕生してから四〇〇万年、われわれの直接の祖先であるクロマニョン人誕生から二〇万年。それに対し、平和な時代は、まだたかだか数百年しか続いていない。

†人間は本性は悪か

このように歴史を紐解いてみると、人類の歴史は殺戮と暴力によって血塗られており、人間の本性は「悪」なのだろうかと暗澹たる気持ちにさせられる。われわれがそこはかとなく抱くサイコパスへの興味や関心も、もしかするとわれわれのなかの悪の種子が、過去に悪が跋扈《ばっこ》していた時代にノスタルジアを抱き、自分が果たせぬ行為を彼らに託しているのかもしれない。

確かに、われわれのなかに悪への傾向があることは事実である。しかし、その一方で、暴力や殺害行為に対して、強い自制が自動的にはたらくことも事実である。ピンカーによると、以下のような研究結果がある。

・第二次世界大戦の退役軍人を調査した研究では、戦闘で実際に銃を撃ったのは兵士の一五―二五パーセントにすぎず、しかも意図的に的を外している。
・現実の男性同士の喧嘩場面を調査した研究では、怖い顔をしてにらみ合って、相手を罵り合うことはあっても、映画のような派手な殴り合いになることはほとんどなく、互いに自制しせいぜい取っ組み合いになるくらいである。

これらの例からもわかるように、われわれのなかには、本能的に暴力を嫌い、それを抑止しようとする装置が備わっている。これを第四章では暴力抑制装置と呼んだ。それゆえに、われわれの祖先は、長い時間をかけて悪と戦い、善を実現しようと努力を重ねてきた。

さらに、明らかな「善への傾向」もはっきりと存在している。ピンカーは、われわれの「善なる天使」の正体を、共感性、自己統制力、道徳とタブー、理性であるとしている。つまり、「内なる悪魔」と「善なる天使」との争いのなかで、かつては悪魔が前面に出て暴力が蔓延するような時代もあったが、われわれの祖先は長い時間をかけて、「内なる悪魔」を抑え、暴力のない平和で安全な社会を作るために「善なる天使」を総動員して暴力との戦いを続けてきたのである。

そして、サイコパスと呼ばれる人々は、ここに挙げた「善なる天使」が見事に欠落している人々である。これまで、暴力の森のなかで目立たず、むしろひときわ太い幹や茂った枝葉を持つ彼らは、英雄として佇立《ちょりつ》する存在だった。

しかし、時代の変化のなかで、暴力の木々が伐採されると、平原となった世界に一人取り残され、今度は社会を蝕む敵だと見なされるようになった。変わったのは社会であって、彼らは何も変わっていないのに。

このように、時代が変われば、物事のとらえ方や考え方も変わる。かつては適応的だったかもしれないが、もはや現代においては、サイコパスは異端であり、暴力が支配する「異国」から来た異邦人である。

現代の文明国家においては、自分の利益のために暴力を振るったり、他人の人権を踏みにじったりすることは、決して許されない。したがって、われわれの社会や安全を守るために、こうした行為は刑罰の対象となるし、治療の対象ともなる。

†サイコパスの治療は可能か

では、サイコパスは治るのか、治療は可能なのかについて、考えてみよう。

まず、専門家が口をそろえるのは、「サイコパスの治療はきわめて難しい」ということである。「不可能」と断言する者もいるし、そもそも治療の対象とは考えていない者すらいる。その場合、もっぱら刑事司法的な対処、すなわち拘禁などの刑罰に頼ることになる。

しかし、拘禁したからといって安心してはいけない。先述のように、サイコパスは刑務所のなかでは模範囚となりやすく、仮釈放をもらって早々と出所してしまうケースもある。したがって、拘禁したとしても、やはり治療というオプションを外すべきではない。この場合の治療は、主として心理療法となる。

では、なぜ治療が難しいのか。その第一の理由は、本人が困っていないから、つまり治りたいと思っていないからである。

シュナイダーが、精神病質には「自らが悩むタイプ」と「他人を悩ませるタイプ」があると述べたことは紹介したが、サイコパスはまさに「他人を悩ませるタイプ」の筆頭であって、「自らが悩むタイプ」ではない。

「自らが悩むタイプ」には、抑うつ型、自信欠如型などがあるが、彼らは自分のパーソナリティゆえに悩み、どうにかそれを改善したいと思っている。したがって、自ら治療や援助を求めるし、治療内容や服薬を遵守する。

一方、本人が悩んでいないどころか、自信たっぷりで、悪いのは周囲のほうだと思っているようなサイコパスが、そもそも治療を求めるはずがない。また、治療を受けさせたとしても、治療へのアドヒアランス（遵守）が悪い。

ただ、きちんと治療を受けて、改心した振りをすれば、早期に釈放されるなど打算がはたらく場面では、表面的には治療に従う。だから、模範囚となって目論見どおりに早期釈放を勝ち取るのである。

†注目を集めた治療研究

カナダの心理学者ライス（Marnie Rice）とハリス（Grant Harris）は、サイコパスの治療効果を検証すべく、カナダの重警備刑務所病院に収容されている強姦犯を対象に、治療共同体と呼ばれる治療プログラムを実施した。そして、出所後一〇年半にわたってフォローアップし、その再犯率のデータを集めた。

治療共同体というのは、犯罪者や薬物依存者の治療などでよく用いられるアプローチであり、再犯率の低下や、反社会的な思考や行動の改善というエビデンスが報告されている。治療共同体では、刑務所や治療施設の一角を、治療のための共同生活の場として用いる。そして、仲間との共同生活のなかで、生活のあらゆる場面を治療に役立つものとしてとらえ直し、お互いに切磋琢磨しながら、各々の問題点の克服を目指す。例えば、掃除や洗濯などの日常行動も、規則正しい向社会的な生活が送れるようにするための「治療」となる。

メンバーのヒエラルキーとルール厳守が大きな特徴で、先輩メンバーが後輩のモデルとなって指導をしながら共同体を運営する。そこでの治療的な雰囲気と仲間とのポジティブな対人関係が、治療に役立つと言われている。

この研究で実施された治療共同体には、週八〇時間ものグループセッションがあり、そこでは問題点を指摘し合ったり、グループ討論がなされたりした。

では、この集中的治療の効果はどうだっただろうか。結果は驚くべきものだった。まず、非サイコパスは、治療を受けた群は、治療を受けていない群よりも再犯率が低く、意図したとおりの効果が見られた。しかし、サイコパスの場合は、治療を受けた群のほうが、受けていない群よりも、粗暴犯罪の再犯率が有意に高くなっていた（七七％対五五％）。

再犯をした者としなかった者のサイコパス・チェックリストのスコアを比較してみると、前者が約二二点、後者が約一六点で、有意な差があった。

参加者は皆、他者への配慮、共感性、感情理解、社会的スキルなどを学んだはずであり、非サイコパスの強姦犯は、これらが効果を発揮し、再犯が抑制されたと考えられる。しかしサイコパスは、学んだことを悪用し、あろうことか次の犯罪に役立てていたのである。他人の心を読んだり、他人を操ったりする能力に磨きがかかったのだと言うほかない。

このように、サイコパスの治療は、効果がないだけでなく、逆効果となってしまうケースすらある。

治療に効果がないケースや、逆効果となるケースはこれだけではない。残念なことに、多くの研究が同様の結果を報告している。

†なぜ効果がなかったのか

なぜ効果がなかったのか、それには以下のような理由が考えられる。

①　アセスメントが不適切であったから

まず、多くの研究で、厳密なアセスメントを実施していない。ライスらの研究でも、サイコパス・チェックリストを活用しているものの、本来なら本人と面接をして診断するべきところ、書類の情報を基にした簡易なアセスメントで済ませていた。

そして、アセスメント結果に基づいて、その問題点を洗い出し、治療計画を立てるべきであるのに、それがなされていなかった。どこに癌があるのか、ＣＴ検査もしないで手術をするようなものである。

②　サイコパス治療に特化したプログラムではなかったから

先述のように、治療の内容自体が、サイコパスの問題を助長し、犯罪に利用できるようなスキルを与えてしまった。これはひとえに、治療プログラムが犯罪者全般をターゲットとしてデザインされたものであり、サイコパス犯罪者の治療に特化したものではなかったというのが大きな原因である。

例えば、多くの犯罪者治療プログラムは、本人の共感性や良心に訴え、社会適応へのモチベーションを引き出し、問題性を修正することを意図して作られている。しかし、言うまでもなく、共感性や良心を欠き、改善しようという意欲もないサイコパスには、このような治療は無効である。

③　社会の規範に沿うように無理やり迫っても無駄だから

②とも関連するが、犯罪者の治療プログラムは、その思考や行動様式を社会規範に合致するように変化させることが最大の目的となっている。つまり、暴力や犯罪を容認する反社会的パターンから、規範を守り、他者の権利を尊重する向社会的パターンへと転換することを意図した内容となっている。

しかし、自分が正しいと思い込んでいるサイコパスは、このようなことを押しつけられると反発するだけである。

④　治療者との間に信頼関係が結べないから

さらに、治療においては、治療者との治療同盟とも言える協働関係が重要である。治療者は、本人のモチベーションを高めながら、新しい行動パターンや社会的スキルを意欲的に学習することができるように援助する。これが治療成功の鍵となる。

しかし、「自分が困るタイプ」ではないサイコパスは、行動を改めようとするモチベーションは皆無であるし、治療者と同盟関係を結べるような感情的な素地も持ち合わせていない。そもそも心理療法にまったくなじまないのがサイコパスである。

†有害な治療

このようなサイコパスの特徴を無視して治療を実施すると、効果がないばかりか、大きな害があるという事実は、非常に衝撃的である。

したがって、治療に当たっては、サイコパスの特徴を十分に考慮したうえで、一般犯罪者とは違った治療プログラムを開発することが必須となる。そして、それを試験的に実施して、効果や害に関するデータを集め、エビデンスを蓄積していくことが必要である。

現在、サイコパス治療の原則や治療プログラムが開発され、その効果に関するエビデンスが徐々に蓄積され始めている。それについては、この後詳しく紹介するが、残念ながらエビデンスを無視した治療が、まだまだ幅広く実施されているのもまた事実である。

例えば、先ほど治療共同体による治療の「失敗」「害」を紹介したが、そうした論文が発表され、多くの専門家に警鐘を鳴らしているにもかかわらず、治療共同体はサイコパス治療において、今なお活用され続けている。

つまり、専門家といえども、全員がエビデンスを尊重して、適切な治療をしているわけではない。臨床心理学の現場では、「研究と臨床のギャップ」ということがよく言われる。最新の研究によるエビデンスがあったとしても、現場で臨床に携わる専門家が、その研究知見を臨床に活かしていない。なかには、何年もの間、論文を一本も読んだことがないというような「専門家」さえめずらしくはない。

また、わが国の臨床心理学の専門家には、「エビデンス嫌い」が多いことも特徴である。彼らは、「寄り添って心を開いて接すれば、相手も変わっていく」という根拠のない信念を持っていて、エビデンスやデータなどを「非人間的な数字でしかない」と軽視する。

サイコパス治療の場合、いくら相手に寄り添っても無駄である。しかし、そのような信念に凝り固まっている専門家は、「私ならできる」と思ってしまう。こういう自分の能力を根拠なく過信した専門家が一番危ない。サイコパスに騙され、操作され、巻き込まれてしまうのは目に見えている。

心理療法には、大きく分けて三つの流派があり、それは、①精神分析的アプローチ、②人間学的アプローチ、③認知行動療法アプローチである。

精神分析的アプローチは、フロイトを始祖とし、無意識の葛藤を自覚させることが治療につながるとの立場を取る。しかし、何度も述べたように、サイコパスにおいて無意識の葛藤のようなものは、病因としてほとんど関係がないし、それに対処したところで、彼らの行動が変化するというエビデンスもない。

人間学的アプローチは、人間は本来、自分らしく生きるための自己実現傾向があり、それが阻害されると問題が生じると説く。サイコパスにこれ以上、自己実現されたらたまったものではない。言うまでもなく、このような方法にもエビデンスはない。

認知行動療法とは、本人のゆがんだ認知や、不適切に学習された行動のパターンが、問題を引き起こしていると考え、それらの修正を図るアプローチである。サイコパスの治療に関して、エビデンスがあるのは、この認知行動療法のみである。

ヘアは、精神分析的治療や人間学的治療について、サイコパスの治療にはまったく向かず、むしろ悪化させる可能性もあると述べている。サイコパスの治療に限らず、およそどのような心理学的問題や障害であっても、現時点で確かなエビデンスがあるのは、ほぼ認知行動療法のみであると言って過言ではない。

†サイコパス治療のエビデンス

それでは、サイコパス治療の効果について、もう少し踏み込んで、そのエビデンスを見てみよう。

治療効果のエビデンスとして、一番信頼が置ける情報源は、メタアナリシスという統計的手法を用いて書かれた論文である。

その手法としては、ある治療法の効果についてこれまで書かれた論文を、データベースなどから徹底的に検索する。次に、見つかった論文の質を吟味してふるいにかけたうえで、質のよい論文だけを残す。そして、それらのデータを統計的に統合して、あたかも一つの大きな研究のようにまとめる。

よくテレビや雑誌では、目新しい研究結果が発表されると、「常識をくつがえす研究が発表されました」などと大々的に報じられることがある。しかし、どんな権威ある学会や学術誌で発表された研究結果であっても、たった一本の論文や研究データを根拠にして物事を決めつけるのは危険である。

一つの論文では、その研究参加者に偏りがあるかもしれないし、データに誤差があるかもしれない。これらをバイアスと呼ぶ。バイアスは予測不可能な影響をもたらすため、別の場所で別の研究者が、同じような研究をすると、まったく正反対の結果になるということもめずらしくはない。

現在のところ、いちばんバイアスの影響を排除でき、最も信頼に足る方法がメタアナリシスであるので、その結果をエビデンスとして用いるのが、最適である。

アラバマ大学のサレキン（Randall Salekin）は、サイコパス治療に関する論文のメタアナリシスを行った。その結果、サイコパス治療全体の平均成功率は、六二パーセントで有意な治療効果が見られていた。つまり、従来考えられていたより、成功の割合は多かったと言える。これを受けてサレキンは、これまで広く共有されていた「サイコパス治療悲観論」には根拠がないと主張している。

さらに、さまざまな要素を限定すれば、より治療成功率が高まることもわかった。第一は、治療アプローチの違いである。十分なサンプルを集めた研究のうち、大きな治療効果があったのは、認知行動療法のみであった。

精神分析的な治療や薬物療法もポジティブな効果を示していたが、一例または少数の症例検討のような研究ばかりであり、こうした研究はエビデンスとしては使えない。一方、治療共同体の成功率は、わずか二五パーセントしかなかった。

第二は、治療方式の違いである。集団療法に加えて個人療法を実施したとき、および家族を巻き込んだ治療や長期間の治療を行ったときは、治療効果が増大した。例えば、一年を超える治療を実施した場合、成功率は九一パーセントであった。

第三は、治療対象の違いである。大人よりも若年のサイコパスを対象としたほうが、治療成績は大幅にアップし、九六パーセントの成功率であった。

このように、メタアナリシスによれば、サイコパスの治療は必ずしも悲観的なものではなく、特に長期間の認知行動療法を、集団療法に加えて個人療法でも実施し、さらに早期治療を行えば、相当の効果が見込めそうである。

サイコパス治療の有害な効果を見出したライスらの研究が与えたインパクトは大きく、この研究の後、サイコパスへの治療悲観論、治療逆効果論が広く浸透することとなった。

しかし、適切な治療を適切な方法で実施すれば、ある程度の効果はあるということが、より真実に近いだろう。治療悲観論を真に受けて、治療をしないことのほうが害が大きい。

とはいえ、サレキンのメタアナリシスの質自体は決して高いとは言えず、あまりに楽観することも禁物である。特に、研究方法論上の問題が大きい。研究法の質が下がると、バイアスが入り込む余地が大きくなり、治療効果を水増ししてしまう可能性がある。したがって、このメタアナリシスの結果は、少し割り引いて慎重にとらえたほうがよい。

自分らの研究結果を批判された形となったライスらも、サレキンのメタアナリシスの方法論的問題を重視し、彼の楽観的結論にはまったく根拠がないと断じている。とはいえ、治療効果そのものまでを否定しているわけではなく、効果のあるなしについて、断定的な結論を出すには研究が不十分で時期尚早であると述べるにとどまっている。

†犯罪者治療の三原則

上述のように、サレキンはサイコパスの治療を効果的にするためのいくつかの原則を、メタアナリシスの結果を基にして提唱した。

サイコパスの治療研究は、まだ数が少なく、研究の質も高くない。しかし、サイコパスに限定せず犯罪者全体を対象とした治療研究は、かなりの蓄積があり、その有効性に対するエビデンスには確固たるものがある。

そして、そのメタアナリシスを見ると、犯罪者一般を対象とした有効な治療に関する原則を導き出すことができる。もちろん、それをサイコパス治療に応用するには、慎重にならなければならないが、それでもある程度は、治療の有効性を高めるための示唆を得ることはできる。

カナダの犯罪心理学者、ボンタ（James Bonta）とアンドリュース（D.A. Andrews）は、複数のメタアナリシスを基に、有効な犯罪者治療のための三原則を提唱している。それは、①高リスク犯罪者に強力な治療を行う（リスク原則）、②治療は犯因的ニーズを標的にする（ニーズ原則）、③適切な治療的介入を用いる（反応性原則）である。

リスク原則とは、犯罪者のリスクを専門のアセスメント・ツールを用いて厳密にアセスメントし、リスクの大きさに応じて治療の強度を変えるというものである。サイコパスの場合、そもそも最もリスクが高い部類に入ることは間違いないが、サイコパス・チェックリストを用いて、スコアの高い者ほど強力な治療を実施することが重要である。これは、サレキンが一年以上の長期間に及ぶ治療を提唱したこととも一致する。

ニーズ原則とは、相手の問題性（治療ニーズ）に的を絞った治療を実施すべきだということである。これらのニーズは、犯罪の原因となるものなので、「犯因性ニーズ」と呼ばれる。犯罪の原因を変えるのだから、当然、犯罪性は低下すると考えられる。

主な犯因性ニーズは七種類あり、これもメタアナリシスによって、犯罪との関連性が見出されているものばかりである。それは、①反社会的交友、②反社会的認知・態度、③反社会的パーソナリティ、④教育・雇用上の問題、⑤家庭の問題、⑥物質使用、⑦余暇の不適切な活用である。

サイコパスであることは、「反社会的パーソナリティ」に当たるが、彼らは当然のことながら、パーソナリティだけでなく、ほかの犯因性ニーズも複数有している。

反応性原則とは、相手が「反応」するような、エビデンスのある治療を実施すべきだということである。サレキンの提言に従えば、認知行動療法を実施することが適切である。一方、治療共同体や精神分析的治療を実施することは、この原則に反している。

エビデンスを見ると、これらの原則すべてを遵守して治療を行った場合、再犯率が約三〇パーセント低下する効果があるが、一つも守らなかった場合は、わずかであるが再犯率が上昇する、つまり逆効果になることがわかっている。

†ヘアの治療ガイドライン

ヘアは近年、これらの研究結果の知見を活用し、サイコパス治療に関するガイドラインと治療プログラムを開発した。

先に述べたように、サイコパスの治療には、適切なアセスメントとサイコパス治療に特化したプログラムが必要である。また、効果を高めるためには、上述の治療三原則をはじめとするエビデンスに基づいた原則を遵守する必要がある。ヘアらの治療プログラムは、これらの知見に影響を受けたものである。

彼らはまず、治療目標をサイコパスというパーソナリティの問題の改善に置くのではなく、彼らのライフスタイルをより向社会的なものにすることに置くべきだと主張している。つまり、サイコパスが善人になることを期待するのでなく、彼らが自分自身の行動をコントロールし、せめて社会と軋轢を生むような行動を取らないようにするという現実的な目標とすべきだということだ。これによって、彼らの反社会性が低減し、暴力や犯罪が抑制されることが期待できる。

リスク原則に呼応して、高リスク犯罪者であるサイコパスには、合計一〇〇時間以上の治療を二六週以上（約半年間）、毎週二回ずつ実施することを推奨している。

ニーズ原則に関しては、サイコパス犯罪者の場合、共感性欠如や冷酷性などの感情的問題を治療ニーズとすること、さらにはそのパーソナリティ全体を治療のターゲットとするべきではあるが、先に述べたように、それ自体は直接的な治療目標とはしない。焦点を当てるべきは、行動のコントロール力の向上、暴力や犯罪の合理化（言い訳）の修正、犯罪のスイッチを押すような引き金を避けるなど再犯防止スキルの獲得である。

別の言い方をすれば、治療において、「あなたが悪いのだから、変わらなければならない」というメッセージではなく、「これまでの行動を続けていれば、あなたの損にもなるから、別の行動を取ったほうがよい」というメッセージを伝えることで、治療のモチベーションを高めるということである。

反応性原則としては、治療で用いるアプローチとしては、相手の問題に応じた具体的な治療目標を立て、物事のとらえ方、すなわち認知と、目に見える行動の変化に焦点を当てるべく認知行動療法を用いるべきであるとしている。

また、治療者の専門性や治療の実施方法にも配慮すべきである。まず治療者は、サイコパスの特徴を熟知し、十分な訓練を受けた専門家でなければならない。相手を尊重しながらも、安易に迎合したり、騙されて操作されたりしないことが必須である。治療を行う際には、罰や叱責などの懲罰的な方法は取らず、できるだけプラスの変化を褒めて強化すること、治療プランを遵守し勝手に変更しないこと、相手との境界線を引きそれを守ること、治療者が魅力的なよいモデルとなること、一人で抱え込まず複数で治療に当たり、継続的に指導的立場の治療者からのアドバイスを受けることなどが求められる。

このプログラムはまだ開発されて間がなく、十分な研究結果も出されていないが、初期の研究では期待の持てる結果が得られている。

†早期治療と予防

大人になってから治療を行うよりも、子どもの頃、すなわちサイコパス的特徴が開花し、犯罪行為に手を染める前に治療を行うほうが、より効果がある。どんな病気でも、早期発見、早期治療がより効果的なのと同じである。

サレキンのメタアナリシスで見たように、成人に対する治療よりも、若年者に対する治療のほうの効果が大きく、ほぼ全員に治療効果があった。

サイコパスの診断があろうとなかろうと、非行などの問題行動が見られた少年に対して、早期に上述の三原則に基づいた治療や教育を提供することは、大きな効果が期待できる。早期治療以上に重要なことは、予防である。その場合、対象は本人の場合もあるが、家庭、特に親たちである。

オールズ（David Olds）らによる有名な「集中家庭訪問」の研究がある。そこでは、初めて出産する四〇〇名の妊婦を対象にして、保健師による家庭訪問をする群としない群にランダムに振り分け、子どもの非行や問題行動を比較した。家庭訪問は、妊娠中九回、出産から子どもが二歳になるまで二三回実施され、各週一回のペースで一回当たり一時間以上の長時間をかけて行った。そのなかで、出生前後の乳児のケア、禁煙、禁酒などについて指導した。

その結果、虐待を行った母親の割合は、家庭訪問を受けた群で四パーセント、受けなかった群では一九パーセントという有意な差が見出された。また、家庭訪問群は、飲酒、違法薬物使用、逮捕なども有意に少なかった。さらに、一五年後の追跡調査で、子どもが逮捕された割合も家庭訪問群が有意に低く、特に貧困で未婚の十代の母親において効果が大きかった。

このように、特に貧困で未婚の若い母親などは、知識もサポートも少なく、結果として不適切な育児をしてしまうことがある。こうしたハイリスク・グループに対する強力な指導は相当な効果が見込まれる。

最近では、育児スキルを構造的に教えることで、子どもの非行や問題行動を防止しようとする「ペアレント・トレーニング」というプログラムが多数開発され、多くの研究がある。

これらのことからわかる重要なことは、サイコパスやその暴力、犯罪といった問題は、単に刑事司法の問題、道徳や社会規範の問題ではなく、癌や生活習慣病などと同じく、生物学的病因、環境的病因によって発症し、予防も治療も可能な「公衆衛生上の問題」だということだ。

†薬物療法

サレキンのメタアナリシスで最も成功率が高かったのは、実は薬物療法であった。しかし、少数の症例を基にした報告であったり、認知行動療法と併用している場合もあったので、単純に薬物療法に一番効果があったとは言えない。

したがって、今後さらなる研究が必要であるが、どのような薬物が有望であるかを知ることは有益であろう。よく用いられるのは、リチウムや抗うつ剤である。リチウムは、サイコパスの攻撃性や衝動性の抑制に効果が報告されている。また、中枢におけるセロトニン濃度を安定させる選択的セロトニン再取り込み阻害薬（抗うつ剤）は、衝動性を抑制する効果が示されているほか、抗てんかん薬の一部にも同様の効果が認められている。

†身近なサイコパスへの対処

このように、適切な治療を実施すれば、治療もまったく無効ということにはならない。少しは希望を持ってもよさそうだ。

一方、サイコパスは人口の一パーセントはいるのだから、日本には百万人を超えるサイコパスがいる。彼らは、間違いなくわれわれの身の周りにもいて、普通に仕事をしたり、学校に行ったりしている。

彼らは、犯罪に加担しなくても、その問題性ゆえに、不愉快な言動をしたり、われわれを騙したりするなど、程度の大小はあれ、何らかの害をなす危険性はある。

犯罪者であれば、少なくとも刑務所などで強制的な治療の対象とすることは可能であろうが、非犯罪者サイコパスへの治療の機会は皆無と言ってよい。それに、彼らが自主的に治療を受けることは考えられない。だとすると、われわれ自身が、身近なサイコパスから身を守る方法を考えなければならない。

まずは、相手がサイコパスであることがわからないと対処のしようもない。本人だって、まさか自分がサイコパスだとは自覚していないはずである。したがって、われわれ自身が、本書の第二章で解説したサイコパスの特徴を理解し、身近にいるサイコパスをあぶり出す必要がある。

一般の人が、ヘアのサイコパス・チェックリストを使うことはできないが、類似の質問紙はいくつか開発されている。例えば、ヘアはサイコパス・チェックリストの簡易版を発表しているし（表5-1）、アメリカ・エモリー大学のリリエンフェルド（Scott Lilienfeld）は、非犯罪者のサイコパス傾向を測定するための質問紙を開発している。

また、ビジネス場面で活用するための、ビジネス・スキャンというツールについてもすでに紹介した。これは、サイコパス傾向の強い者が社内で問題を起こしたり、ハラスメントやコンプライアンス問題を起こしたりすることを予防する目的で用いることができる。

ただし、非専門家がこれらのツールを使うには十分な注意が必要である。勝手な「診断」をして、他者に安易なレッテル貼りをすることは慎まなければならない。また、一つ

表5－1　サイコパス・チェックリスト簡易版の概要

項　　目	関連する因子
1．表面的魅力	対人因子
2．尊大性	
3．虚偽性	
4．後悔の念の欠如	感情因子
5．共感性欠如	
6．責任感の欠如	
7．衝動性	生活様式因子
8．行動の統制の欠如	
9．目標の欠如	
10．無責任性	
11．少年非行	反社会性因子
12．成人してからの反社会的行動	

引用元：Cooke et al., 1999

二つの特徴が合致したからといって、むやみやたらと決めつけることも慎むべきである。何度も述べたように、サイコパスは症候群のようなものであるからだ。

サイコパスという用語は、心理学、犯罪学、医学研究の対象となる学術用語であるが、一般にはセンセーショナルな意味で用いられることが多い。そのため、研究や臨床上の目的以外でこれらのツールを用いる場合は、一つの目安として使用するにとどめ、興味本位で、雑誌に載っている「心理テスト」のような気分で用いてはならない。

そのうえで、身近なグループや職場でサイコパス傾向の高い者がいたとすれば、以下のような対処が有効だろう。

①むやみに近寄らない
②表面的な言葉を鵜呑みにしない
③会う必要があるときは、一人ではなく複数で会うようにする
④自分の個人的なことを話さない
⑤本人の経歴等については、客観的証拠を基に判断する
⑥組織や企業では、重要な意思決定ができるポジションには就かせず、個人情報やセキュリティを扱う部署に配置しない

身近なサイコパスは、そもそも治療の対象にはなりにくい。だとすれば、サイコパスというパーソナリティも、一つの個性としてとらえなくてはならないだろう。そのうえで、偏見や差別の対象とするのではなく、害を回避しながら上手に付き合っていくことが必要なのだと言える。

†自分自身への旅

本章を締めくくるに当たって、最後に一つ触れておかねばならないことがある。これまで本書を通して、サイコパスについて言及するときは「彼ら」という代名詞を用い、サイコパス以外を指して「われわれ」という代名詞を用いてきた。そこには、当然の前提として、サイコパスと「われわれ」の間には、あたかも厳然たる敷居があり、サイコパスはその向こう側にいる人々であるかのように扱ってきた。

しかし、何度も述べたように、サイコパスは少なくとも人口の一パーセントは存在するのだから、「われわれ」のなかにもサイコパスはいる。つまり、もしかするとあなたも私もサイコパスかもしれない。

私が刑務所で出会ったサイコパスも、さまざまな事件を起こして世間を賑わしているサイコパスも、各界で活躍する「成功したサイコパス」も、ほとんど全員、自分自身がサイコパスだとは夢にも思っていないに違いない。

それと同じように、身近なサイコパスも、職場のサイコパスも、そしてサイコパスかもしれない「われわれ」も、自分自身がサイコパスであるとは露ほども思わずにこれまで過ごしてきたはずだ。

それは、神経生理学者のジェームズ・ファロンが、毎日のようにサイコパス犯罪者と接していた専門家でありながら、自分自身がサイコパスだという事実にはまったく気づかず、脳画像の証拠を突きつけられても、「何かの間違いだ」と思い込んだのと同じである。そして、自分自身への心の旅を続けた結果、「マイルド・サイコパス」だという現実を受け入れるに至ったのである。

本書を読み進めるなかで、われわれは、サイコパスが映画やニュースのなかだけの存在ではないということを理解した。そして、シリアルキラーや凶悪犯罪者のようなサイコパスは例外中の例外で、犯罪とは無縁で日常生活を送っている「マイルド・サイコパス」や「職場のサイコパス」がこの国には百万人もいることも知った。

人口中一パーセントという割合は、決して低いものではない。だとすると、他人事であると切り捨てず、自分自身への心の旅をしてみることも無益ではないだろう。ファロンが、身近な人々に対して取ってきた自分の言動を顧みて、そこで初めて気づいたように、マイルドなサイコパスも少なからず周囲に迷惑を与えているからである。

周囲を困らせる例として、最近社会的な問題になっていることと言えば、クレイマー、モンスターペアレント、酩酊下での暴力や暴言、飲酒運転や煽り運転、電車や航空機など交通機関での暴力や迷惑行為、パワハラやセクハラ、DV、虐待、学校や組織内でのいじめ、ネット上の暴言や中傷、ヘイト・スピーチ、痴漢や盗撮、ストーカーなどがある。もし、このようなことに少しでも思い当たるところがあれば、自分のサイコパス傾向を疑ってみるに越したことはない。

このような言動は、ときに「心無い言動」と呼ばれることがある。「心無い」ということは、良心の欠如を指している。また、相手や周囲への思いやりを感じられないものがほとんどである、思いやりとは、共感性のことである。良心や共感性の発露が見られないのが、サイコパスの最大の特徴であった。

まずは自分の言動を顧みて、謙虚に心の旅を続けるならば、そして、自らの問題傾向に気づくことができたならば、犯罪的サイコパスとは違って、マイルドなタイプの人々は、自分の言動を改めようというモチベーションを持ちやすいし、変わることもできるだろう。

もし、そのサイコパス傾向ゆえに、「他人を悩ませるタイプ」だった人々が、その言動を少しでも改めることができれば、社会は今よりもずっと過ごしやすいものになるだろう。それは、回り回って、結局は本人の幸福にもつながるはずだ。

第六章

サイコパスとわれわれの社会

——解決されないいくつかの問題

さて、本書を締めくくる最後の章では、サイコパスをめぐる解決できない問題のいくつかについて問題提起をしたい。

サイコパスは、われわれの社会に大きな脅威を与える存在であるうえに、治療や対処が困難であることから、いまだ解決できない多くの問題が残っている。

それは、①サイコパスの責任能力について、②超ハイリスクなサイコパスへの対処について、そして③国家が遺伝子や子育てを管理するような、きわめてラディカルな予防的措置についてである。

これらはいずれも、大きな議論を呼ぶような事柄ばかりであり、すぐには解決できないテーマである。しかし、サイコパスは、フィクションのなかだけに存在するのではなく、現実社会に存在しているのだから、われわれ自身に関わる問題として考えておく必要がある。

これらの問題に関し、私自身も確たる答えを持ちえていない。したがって、問いを投げかけることしかできないが、これが議論の契機となれば幸いである。

†サイコパスの責任能力

第一の問題提起は、サイコパスの責任能力についてである。

サイコパスには、神経生理学的欠陥があり、それは生得的な影響が大きいという事実に基づくと、そこから避けては通れない問題に直面する。それは、サイコパスの刑事責任能力についてである。実際、研究者のなかには、サイコパスの犯罪に法的責任は問えないのではないかと問題提起している者もいる。

責任能力とは、刑事裁判において、その行為責任を問うことのできる能力のことである。最もわかりやすい例は、子どもの場合である。例えば、三歳の子どもが公園で走り回っていて、老人にぶつかり、怪我をさせてしまったとする。その子どもを傷害罪に問えるだろうか。日本の刑法では、一四歳未満の子どもには一律責任能力がないことが定められており、子どもを罪に問うことはできない。

もっと議論になるのは、精神障害者の場合である。妄想に基づく犯罪であることが精神鑑定などによって明らかになった場合、罪に問われないケースがある。それは、本人の自由意思による犯行ではなく、病的プロセスに基づく犯行だからである。

責任能力の定義は、物事の是非善悪が判断できること、そしてその判断に基づいて行動できることとされている。重い精神障害や認知的な障害がある場合、善悪の判断ができないかもしれないし、行動のコントロールができない可能性もある。

サイコパスの場合は、善悪の判断はできるだろう。しかし、その判断に基づいた行動のコントロールができないかもしれない。そして、それは生まれ持った脳の障害ゆえかもしれない。だとすると、本人にその責任を問えるのだろうか。

責任能力がまったくないと認定されると、裁判では無罪になる。また、責任能力が限定されていると判断されると、刑が減軽される。

サイコパスは、何も好き好んで萎縮した脳を持って生まれてきたわけではない。妊娠中にタバコを吸ったり、子どもを虐待する親の元に生まれたとしても、彼らに親を選ぶことはできない。そしてその結果、サイコパスというパーソナリティを抱えることになり、犯罪行為に及んだとしても、彼らに行為の責任を問えるのだろうか。

現在のところ、欧米諸国の場合、裁判実務の大多数は、むしろ逆の結果となるケースが多い。すなわち、サイコパスの診断がつけば、より刑が厳しくなる傾向にある。

アメリカの心理学者エデンズ（John Edens）らによる一般の人々を対象にした調査でも、サイコパスと診断された犯罪者に対して、死刑を支持する意見が大きくなることが見出されている。特に、対人因子や感情因子のスコアの高いサイコパス（態度が尊大で、罪悪感や改悛《かいしゅん》の情が欠如している者）への態度が、最も厳しかった。それは、その危険性や問題性が大きいと判断されるからである。

わが国の場合は、サイコパスの診断システム自体が整っていないこともあり、裁判結果に影響を及ぼすことは、あまりないように思われる。しかし、量刑の判断において、本人が事件をどれだけ反省しているかという点は、大きな影響を及ぼすことがある。

例えば、被告に反省の色が見られないということで、裁判員や裁判官の心証が悪くなり、刑が重くなることは十分に考えられる。もちろん、反省もしない犯罪者は腹立たしいことこのうえないし、再犯の危険が大きいと判断されても仕方がない。

しかし、サイコパスは、反省することができないという「ハンディキャップ」を負って生まれたのだとすれば、それを理由に刑が重くなることをどのように理解すればよいだろうか。「そんな風に生まれたお前が悪い」ということなのだろうか。

また、今後重大な事件が起こって、犯人が精神鑑定によってサイコパスであると診断されたとき、そして脳画像診断によって、脳に生まれながらの萎縮や異常があるということが明らかになったとき、法は彼を「完全責任能力あり」として、死刑も含めた重大な刑罰をもって裁くべきなのであろうか。

†われわれに自由意思はあるのか

責任能力に関する考えを突き詰めると、自由意思の問題にたどり着く。サイコパスに責任能力がないとすれば、彼らには自由意思もないと言っているのと同じことである。

また、サイコパスの行動が、脳や環境によって決められているのだとすれば、サイコパスだけでなく、われわれすべてに関しても、持って生まれた脳の特徴や幼い頃からの環境によって、その性格や行動が「決定」されているということになる。そうすると、われわれにも自由意思はないという結論になる。

これは、かなり不愉快な議論である。われわれは、脳や環境によって決められた機械のような存在であり、自分の意思で決めたと思っていたことも、実はそれを決めているのは脳という器官であるのかもしれない。確かに、脳は私自身ではあるが、私の一部でしかない。また、環境に重きを置けば、今日のわれわれの考え方や行動は、幼い頃の環境やしつけによって、定められたものだということになってしまう。

自由意思の問題は、古くから科学者や哲学者の間で議論が繰り返されてきたトピックであるが、決定論者は、自由意思はわれわれの錯覚に基づいた概念にすぎないと述べる。イギリスの心理学者、ベル（Andy Bell）は、「自由であると感じるのと、実際に自由であるのとは、まったく別の事柄なのである」と述べている。

食事という行動一つ取ってみても、われわれは自由に好きなときに、好きなものを食べているように感じているが、本当にそうだろうか。仕事中は食べてはいけないし、予算の制約もある。好き嫌いやアレルギーもある。これらは、自分が選んでいるわけではない。

一二時の鐘が鳴って、席を立つという行動ですら、自分の意思であるように見えて、実は時間や鐘の音に動かされている。同僚に誘われて近くのレストランに入ったのなら、これは同僚の意見である。メニューの写真を見ながら、大きく強調されている美味しそうな料理を注文したのなら、それは、店の思う壺かもしれない。

健康や栄養のことも考えなくてはいけない。しかし、その知識は本で読んだり、テレビで見たりした知識である場合もあれば、家族や友人に教わったことかもしれない。

このように、一見、自分が決めて行っている行為であっても、それはわれわれがナイーブに思っているほど、周りから独立したものではない。むしろ、周囲の刺激や環境によって、周到にコントロールされた行為だというほうが真実に近いように思える。

完全な自由意思が幻想だとすると、別の考え方としては、遺伝や環境の影響も含めた重層的な「自己」が「私」であり、そのような拡大「自己」から生まれる考えが自由意思だととらえればよいだろうか。脳や過去の経験は、ほかならぬ私自身であるし、それらを欠いた「自己」などというものは存在しないからである。

そして、今後の環境や成長によって、遺伝的特徴も変化を遂げる。偶発的な出来事や、経験、教育、治療などによっても、脳やパーソナリティは変わっていく。それらもまた拡大された「自己」である。

だとすると、やはりサイコパスの意思決定も、大きな意味での「自己」によるものであり、その責任を負わせることは、妥当な対処と言えるのだろうか。あるいはそれは、「自由意思」という幻想を守りたいがためのわれわれの企みなのだろうか。

†超ハイリスクなサイコパスへの対処

第二の問題提起は、超ハイリスクなサイコパスに対し、われわれ社会はどのように対処すべきかという問いである。

数年に一度か、一〇年に一度、何人もの人を殺害するような凄惨な事件が起きる。それほどの事件ではなくても、繰り返し性犯罪や暴力沙汰に及ぶ生涯継続型犯罪者が存在する。

彼らは、数こそ少数ではあるが、遺伝や環境要因の影響が圧倒的で、どんな治療も太刀打ちできないような、超ハイリスクサイコパス、きわめて再犯可能性の高い危険な犯罪者である。

先ほど、欧米の裁判実務では、サイコパスとの診断があれば、より刑が重くなる場合があることを述べた。つまり、それは過去の犯罪行為のみに基づいて刑が決められるのではなく、将来の危険性をも考慮して刑が決められるということだ。将来再び犯罪に至るリスクがきわめて高いから、拘禁期間を長くする、場合によっては一生涯拘禁したり、死刑にしたりするという選択にもなる。

例えば、大久保清や宅間守のような重大犯罪を起こした者は、それ以前にも犯罪を繰り返し、受刑もしていた。彼らを一生涯拘禁することができていれば、その後に生じた凄惨な事件を防ぐことができたかもしれない。

しかし、これは正当な判断だろうか。

この場合、彼一人の自由と社会全体の安全を秤にかけて、最大多数の最大幸福を実現するために、一人の犯罪者の幸福を切り捨てるという功利的な判断がはたらいている。しかしそれは、第二章の冒頭で紹介した暴走トロッコの例と同じである。一人の命と五人の命を秤にかけて数の多寡で判断することは、サイコパス的な判断であった。

大きな違いとしては、今切り捨てられようとしている一人は、無辜《むこ》の一人ではなく、犯罪者であり危険なサイコパスであるということだ。とはいえ、将来の危険性ゆえに、つまり、まだ現実に起こってもいないことのために、予防的に拘禁するということが正当化できるのだろうか。

かつては、日本でも「保安処分」が議論になったことがある。それは、触法精神障害者や精神病質者に対し、現に犯罪行為があり、将来にも犯罪行為をする恐れのある場合、社会防衛や治療のために予防的な拘禁をするという制度である。

このような制度は人権上の問題が大きいことや、危険性を正しく予測できるわけではないことなどから、多くの反対意見があって見送られたが、今でも保安処分の導入を求める意見がなくなったわけではない。

実際、イギリスやドイツではサイコパスのような重大なパーソナリティ上の問題を有する者や重大犯罪の再犯者を、刑期の終了後も予防的に拘禁することが法律で認められているし、この後紹介するアメリカの性犯罪者の民事拘禁も同様の制度である。

わが国でも今後、社会不安を喚起するような事件が起こったとき、また同様の意見が議論されるかもしれない。そして、以前に比べると危険性の予測精度も上がっているし、脳画像によるリスクの客観的な証拠も提出できるかもしれない。そのとき、われわれはどう判断すべきだろうか。

†民事拘禁

このような保安処分の実例を紹介しよう。かつて私は、日本の刑務所における性犯罪者治療プログラムの開発に携わっていたとき、アメリカの性犯罪者治療施設を訪問したことがある。カリフォルニアの砂漠地帯の真ん中にあるその州立病院は、性犯罪者治療施設というよりは、保安処分的な拘禁を目的とした施設だった。

訪れたのは、一年を通して温暖なカリフォルニアを、何十年に一度という大寒波が襲った年の冬であった。ロサンゼルスですら小雪が舞い、宿泊先のホテルで見たテレビでは、レモンが木に生ったまま凍ったというニュースが流れていた。

その病院は、州内にあった同様の病院が満員になったため、新しくオープンしたばかりだった。院長を始め、治療スタッフは温かくわれわれ一行を迎え入れてくれ、熱心に治療プログラムの説明をし、治療の見学にも便宜を図ってくれた。プログラムの中核は、やはり認知行動療法であり、われわれが日本で導入しようとしているのと同様のものであった。

ここに収容されているのは、暴力的性犯罪者（Sexually Violent Predator）という「診断」がなされた者で、その診断基準は、①過去に複数の被害者に対し、性的暴力犯罪を行ったことがある、②子どもに対する性犯罪を行ったことがある、③将来も同様の犯罪を行う危険性がある、というものだ。

このような診断は、刑期満了半年前に複数の心理学者や精神科医によってなされる。そして、これに当てはまれば、刑期が満了し刑務所を釈放された後も、「危険が残っている」という理由から、治療目的で拘禁され続ける。拘禁場所は、刑務所という刑事施設ではなく、州立病院という民事施設であるから、この種の拘禁を「民事拘禁」と呼んでいる。

ただし、この制度の最大の目的は、治療よりも拘禁であって、社会防衛のための保安処分、または治療処分という位置づけである。事実、この病院には高い塀があって、電流の流れるワイヤーが張り巡らされており、その姿は刑務所となんら変わらない。

この病院の隣には刑務所があり、「入院患者」のほとんどは刑期をその刑務所で過ごしていた。そして、釈放されるや否や、隣にある「病院」に拘禁されたというわけだ。しかも、刑務所には刑期があって、終身刑でない限りいつかは出られるが、この「病院」には定められた入院期間はない。危険がなくなったと診断されるまで、拘禁され続ける。

これまで退院した患者はどれくらいいるか質問してみると、満員になった最初の民事拘禁病院を含め、約半世紀の歴史のなかで五〇〇〇人を超える者が収容されたが、出ることができたのはわずか数人だという。また、一旦退院できても、コミュニティの反対運動に遭って、舞い戻って来た者もいたという。

つまり、やっと刑務所を出ることができたと思った途端、隣にある「病院」に強制入院させられ、おそらく死ぬまでそこを出ることができないというのが、彼らの運命である。

暴力的性犯罪を繰り返すことや、子どもに対して性犯罪を行うことは、断じて許されるものではない。憎むべき犯罪者であることは間違いない。しかも、彼らのなかにサイコパスがいるとすれば、その再犯リスクは高く、治療可能性は低い。

とはいえ、危険性の予測は、一〇〇パーセント正確ではない。サイコパス・チェックリストや性犯罪リスクを予測するツールがいくつも開発されており、昔に比べると精度は格段に上がった。とはいえ、予測精度はせいぜい七〇パーセント程度であり、かなりの「偽陽性」、つまり「再犯すると予測したが、実際にはしなかった」ケースが出る。この施設に一〇〇〇人が拘禁されているとして、そのうち三〇〇人は実際には再犯しない可能性がある。

サイコパスにも性犯罪者にも、もちろん人権がある。刑事責任を果たした者を引き続き、しかも生涯にわたって拘禁し続けるということは、重大な人権侵害の恐れがある。再犯可能性という不確かなもので、死ぬまで拘禁し続けることが、果たして正義なのだろうか。アメリカでは、このような性犯罪者への措置をbanishment（追放、流刑）と呼んでいる。まさに、現代の流刑である。

また、もう一つの問題として、コストのことも考えなければならない。カリフォルニア州では、一人の性犯罪者の民事拘禁にかかるコストは、年間約二〇万ドル（約二三〇〇万円）と言われている。

サイコパスに代表されるハイリスク犯罪者、つまり罪悪感や良心の呵責もなく、犯罪を繰り返す者への対処は、どの社会も頭を悩ませている。しかし、世界的な潮流として、社会の防衛と人権とのバランスが、あまりにも社会防衛に傾きすぎている気がする。

正確な予測ができない以上、過剰な拘禁の多用は控えるべきという意見がある一方で、この暴走トロッコは、大の虫を生かすために小の虫を殺すように走り続けている。

†ラディカルな予防対策

第三の問題提起は、サイコパスの犯罪から社会を守るための、きわめてラディカルな予防対策についてである。

サイコパスは治療が困難であり、予防のほうにより期待が持てることはすでに述べた。しかし、それももちろん万全ではない。サイコパスや凶悪犯罪者から社会を守るために、神経犯罪学者のエイドリアン・レインは、非常にラディカルな予防策を提案している。

まずは、「ロンブローゾ・プログラム」だ。このプログラムは、「Legal Offensive on Murder: Brain Research Operation for Screening of Offenders」（殺人に対する法的攻勢：犯罪者の選別のための脳研究作戦）の頭文字を取って「LOMBROSO《ロンブローゾ》プログラム」と名づけられている。ロンブローゾとは十九世紀に活躍した医師であり犯罪学者の名前であるが、彼は犯罪における生物学的要因の重要性を強調したことで有名だ。

ロンブローゾ・プログラムが提案するのは、男性は一八歳になると全員、脳スキャンとDNA検査を受けることを義務づけるという政策である。そして、環境要因に関するデータも合わせて、複雑な計算式によって、個々の犯罪リスクを計算する。その結果、「陽性」と判断されれば、特別な施設に無期限での収容が言い渡される。

保安処分と異なる点は、現時点で何の犯罪行為に至っていなくても、犯罪リスク陽性というだけで、拘禁されるということだ。ただし、施設では治療を受け、再検査によってリスクが低下したと判断されると、釈放が可能である。

近年、遺伝子検査によって、将来の病気のリスクを判定することが現実のものとなっている。有名なところでは、ハリウッド女優のアンジェリーナ・ジョリーが、乳がん発症のリスクを避けるため、予防的乳房切除をしたことが話題になった。

ロンブローゾ・プログラムは、その犯罪版と言ってよいだろう。大きく異なるところは、本人が望んで検査するのではなく、国家が行うということ、つまり「遺伝子の国家検閲」のようなものだ。

†親免許制度の導入

レインによるもう一つの提案は、「親免許制度」の導入である。これは、子どもを持つためには、まず親になるための免許を取得しなければならないという制度である。世のなかには、確かに「親になる資格がない」と言っても差し支えないような者が、無計画に子どもを産んで、邪魔になったと言って子どもを殺したり、虐待したりするニュースが後を絶たない。

例えば、親になろうとする者は、妊娠中に喫煙や飲酒をすると、子どもの脳には重大な害が及ぶことを知っておかなければならない。また、子どもを叱ろうとして激しく揺さぶると、未熟な脳には非常に大きいダメージが加えられ、場合によっては死に至るというような基本的な知識がなくてはならない。

小さい子どもを揺さぶると、まだ脳が小さいため、頭蓋骨に脳が激しく打ちつけられ、前頭前皮質と大脳辺縁系をつなぐ神経経路が切れてしまう。これを、「乳幼児揺さぶられ症候群」というが、これも知識があれば未然に防ぐことができる。

こうした知識や子育てのスキルを親になろうとする者に与えて、不適切なしつけで子どもが虐待を受けたり、素行障害や非行に至るのを防ごうとするものだ。これは先に紹介したオールズによる集中家庭訪問の拡大版のようなものだ。オールズの研究では、ポジティブな効果が数多く見出されていた。

とはいえ、子どもを持つという生物としては自然な行動に対し、国家が関与することへの懸念は大きい。この制度が導入されると、免許に合格しなかった場合、妊娠・出産が

「非合法」とされることがあるかもしれない。

†すべりやすい坂道のその先に

レインは、これらの提案について、多くの反論があることは十分に承知したうえで、議論の必要性を強調する。個人の遺伝子や親になる資格について、国家が管理することは不快である、何か危険な感じがする、というだけで反対するのではなく、議論をすること自体は確かに重要である。

例えば、ロンブローゾ・プログラムに関して、「危険性がある」というだけで拘禁されることは重大な人権侵害であるが、レインは社会の利益と危険のバランスを取る必要があることを説く。そのうえで、重要なことは絶対的な正しさではなく、現実的なバランスを考慮することだという。

彼自身、このプログラムの問題は当然よくわかっていて、絶対的な正しさがあるわけではないことを認めている。しかし、現に危険が大きい者がいるにもかかわらず、何の手も打たないことにも人権問題があるのではないかと主張する。つまり、潜在的な被害者の人権を守るという「正しさ」である。

親免許制度にしても、親になるということは、車の運転をすることよりも簡単なことなのだろうかと問いかける。現在でも養子縁組において、養親となろうとする者には多くのチェックがなされる。ならば、すべての親にそれを広げることは、子どもに対する不利益をより広範囲に防止することになるのではないか。

場合によっては、親になる権利を剝奪されることについては、同様のことはすでに起きているという。刑務所に無期限に拘禁されている者は、現実的に子どもを持つことができない。レインはこれを「消極的な優生学」と呼んでおり、拘禁の副産物として、重罪犯の遺伝子を残さないようにしているのだと主張する。

確かに先述のとおり、最近の犯罪心理学では、暴力の問題は感染症や生活習慣病と同じように、予防も治療もできる「公衆衛生上の問題」だと考えられるようになっている。だとすると、これらの意見もあながち的外れではないかもしれない。

新たな意見、それもきわめてラディカルな意見が出されたとき、われわれは反射的に身構える。不安のシグナルが鳴る。そして、そのような意見を抹殺しようとする。

しかし、急進的な意見は、いつも間違っているとは限らない。一つの明白な例としてレインが挙げるのは、中世の魔女裁判への対処である。もしも当時、「魔女裁判を控えよう」ではなく、「魔女裁判は根絶すべき」という意見を表明したとすれば、とんでもなくラディカルかつ危険な意見だとして罪に問われただろうし、場合によっては魔女の手先だと断罪されて、同じように火炙りにされたかもしれない。

レインは、「自分たちの不安にしっかりと立ち向かい、リスクと利益の釣り合いを注意深く評価すれば、たいていの坂道は、それほどすべりやすくはないことがやがて判明するものだ。勇気さえあれば、しっかりと足場を確保しながら、すべりやすい坂道をうまく切り抜けられるのである」と述べる。

しかし、一般の人々にはこのような勇気はない。不安や懸念を一顧だにせず、リスクのある行動を大胆に取れるのなら、それはサイコパスだ。利益があることはわかっていても、それができないという場合、それは単に勇気がないこと、臆病さゆえのことなのだろうか。

臆病なわれわれは、リスクを取れず足踏みしてしまう。不安のシグナルが鳴り、もしも坂道を滑り落ちてしまったらと考えて、その先の景色を見たいという誘惑に蓋をして、歩みを止めてしまう。

時代を進める原動力は、怖いもの知らずのサイコパスが担ってきたのかもしれないが、それは正しい判断に基づくこともあれば、そうでない場合もある。

だから、われわれは不安を抱えながら、慎重に歩みを進めるしかないのだ。

おわりに　サイコパスはなぜ存在するのか

†サソリとキツネの物語

　サソリが川辺を歩いていて、川の向こう岸に渡りたいと思っていた。川のこちら側には餌がほとんどなく、飢え死にしそうになっていたからだ。向こう側に渡れば、餌にありつけるかもしれない。そう考えたサソリは、川幅が狭く流れも穏やかな場所を見つけていたが、自分は泳ぐことはできない。

　すると、ちょうどそこに一匹のキツネが現れ、泳いで向こう岸に渡ろうとしていた。サソリはキツネに近寄り、向こう岸に渡るのにちょうどよいポイントを教えるから、自分を背中に乗せて渡ってくれないかと頼んだ。

しかし、キツネはそれを断った。サソリには毒があり、刺されると自分が死んでしまうことを知っていたからだ。すると、サソリはこう言う。

「川を渡っているときに、君を刺してしまったら、君は死ぬかもしれないけど、君の背中に乗っている僕も一緒に水に沈んで死んでしまうじゃないか。だからそんなことはしないよ」

確かにそのとおりだ。サソリとキツネは、運命共同体であり、ウィンウィンの関係にある。そのキツネをサソリが刺すことなどありえないだろう。キツネは納得した。そして、泳ぐのに一番よいポイントを教わって、サソリを背中に乗せて、向こう岸に向かって泳ぎ始めた。

しかし、川の中頃にまで差し掛かったとき、キツネは背中に強い痛みを感じた。あろうことか、サソリが刺したのである。

「サソリ君、何でそんなことをするの。約束したのに、君も死んでしまうのに」

「キツネ君、僕にもわからない。でも、これが僕の性分なんだ」

合理的に考えると、それは自分の命をも失う行為であることはわかっている。しかし、誰かを刺すように生まれついたサソリは、そうしないではおれない。サイコパスのことを考えると、いつもこの話を思い出してしまう。

†進化論から見たサイコパス

この寓話のなかのサソリを、愚かで不合理な生き物だと笑ってはいけない。人間も同じように、その性分ゆえに、科学や技術を発展させ大いに種は繁栄したが、その一方で、その性分ゆえに、滅びつつあるのかもしれない。

病気を克服し生命を守ろうとして医学が進歩したが、超高齢化社会や人口増加に歯止めがかからない。幸福を追求しようとして産業が発展したが、環境破壊や地球温暖化は悪化の一途である。自らの国を守ろうとして多くの兵器を開発したが、地球を破壊するほどの核兵器を保有するに至った。人類はまさに、地球という乗り物を、知恵という毒針で何度も何度も刺し続けるサソリのようである。

サイコパスも、鋭い毒針で周囲の人々を刺し続けるサソリである。しかし、サソリの毒が、サソリという種の繁栄のための武器であったのと同じように、また、人間の知恵が、人間という種の繁栄のためには必須の武器であったのと同じように、サイコパスの毒もサイコパスの生き残り戦略のためには「適応的な」ものであったのだ。だからこそ、サソリもサイコパスも、滅びることなく存続し続けている。

イギリスの進化動物学者リチャード・ドーキンス（Richard Dawkins）は、有名な『利己的な遺伝子』のなかで、進化のプロセスは、自己複製を最大の目的とする遺伝子が、その複製と存続に最も有利で利己的な方略を取ってきたものだと主張する。より正しくは、結果としてその遺伝子が存続しているということは、その方略が存続に適していたからだと言うべきだろう。

サイコパスのように利己的にしか生きられない者は、他のおとなしい者を出し抜いて生きていくことができる。それは進化論的な意味では、生き残り策としては効果的だったのだろう。そしてそれは、悪意を持ってそうしているというよりは、そうするようにできているというだけのことである。

ガガンボモドキという蜂に似た昆虫は、交尾のときにオスがメスに餌を贈り物として与える習性がある。しかし、この習性を悪用する悪いオスがいる。立派な餌を抱えてメスを探しているオスがいたら、この悪いオスはメスの振りをしてそのオスに近寄る。そして、贈り物をもらうとさっと逃げて、その贈り物でメスを探すのだという。何ともサイコパスのような生き方ではないか。しかし、それによって交尾の確率が高まり、悪いオスが遺伝子を残す可能性が増える。

第五章の冒頭で述べたように、暴力に彩られた人類の歴史のなかでは、サイコパスはむしろ時代に適応するばかりか、英雄として崇《あが》められ、尊敬を集める存在でもあったことだろう。そして、人々に君臨し、多くの子孫を残していった者もいただろう。

悪名高いイギリスのヘンリー八世は、カリスマ性のある強力な国王だったと言われているが、反面残酷で無慈悲な側面も持ち合わせていた。六人の妻を持ち、それぞれに子どもをもうけているが、妻以外の女性との間にもたくさんの子どもがいた。そして、何かと難癖をつけて離婚を繰り返し、妻のうち二人は斬首刑に処するなどの残虐ぶりを発揮している。

国王でなくとも一般人のサイコパスも、多くの子孫を残す。サイコパスは、性的に早熟であり、生涯を通して多くの性的パートナーを持つ者がいる。とはいえ、子どもの面倒は見ずに、放任したり、虐待したりすることもある。サイコパスの遺伝子は、たくさん産んで、そのうち誰かが生き残ればよいという生殖方略であるように見える。

一方、サイコパス本人は、自堕落なライフスタイルや危険を顧みない行動のせいで、短命であると言われており、死亡リスクは一般の人々より五倍も高いという。確かに、男性の平均寿命を超えた八〇歳や九〇歳のサイコパスは見たことがない。しかし、本人は短命であっても、子孫を多く残すことができれば、遺伝子の目的は達せられたと言える。

†ヒトという種全体にとってのサイコパス

さらに、サイコパスが絶滅せず、現代にまで生き延びたということは、その存在は人類全体に対しても何らかのメリットがあるのかもしれない。

ドーキンスは、進化の単位は遺伝子であり、生物は遺伝子の乗り物に過ぎないと述べた。そして、遺伝子は自分の子や孫に自分のコピーを残すという狭い意味合いではなく、生物としての多様性を維持しながらの種の繁栄を目的としているという。つまり、遺伝子は、ヒトという種の「遺伝子プール」に、多様なヒトの遺伝子を残すことで、その存続を図ることを最大の目的としていると考えられている。

ヒトという種が皆、類似した性質を有しているのであれば、天変地異や感染症などの脅威にさらされたとき、種は絶滅の危機に瀕してしまうかもしれない。しかし、多様性があれば、ある特徴を有している者たちが全滅したとしても、別の特徴を持つ者たちは生き残る可能性がある。

メイナード＝スミス（John Maynard Smith）は、進化におけるさまざまな方略の有効性をゲーム理論によって説明した。それによれば、決して攻撃をしないネズミばかりの集団も、常に攻撃を多用するタカばかりの集団も、生物の集団としては、不安定で適応能力が低いのだという。一番「進化的に安定的な戦略」は、一定の割合でネズミとタカが混在している集団なのだそうだ。

ネズミばかりであれば、お互い争うこともしない代わりに、つかず離れずで、何の変化も進歩もなく時が過ぎてしまう。一方、タカばかりであれば、お互い争い合って滅びてしまう。これを適応のためのゲームであると見たとき、ネズミばかりの集団が得るスコアは、二九点であるのに対し、タカばかりの集団ではマイナス一九・五点となってしまう。ところが、両者が混在していると、タカにとっては八〇点、ネズミにとっても一九・五点となる。そして、両者が適切な割合で混在したとき、全体の合計点が最大となる（表1）。

表1　ゲーム理論による進化の方略とそのスコア

本人＼相手	ネズミ	タカ
ネズミ	29.0	19.5
タカ	80.0	−19.5

引用元：Maynard Smith &Price, 1973

メイナード＝スミスは、進化的安定性のためには、多様性や多様な行動が必須であると述べている。人間の集団のなかにも、攻撃的でリスクをものともしない者がいると、彼は進歩に貢献し、外敵から集団を守ることにも英雄的なはたらきをする。おとなしいネズミのような者たちばかりの集団は、進歩が停滞し、外敵に襲われたときにあっけなく滅びてしまう。

これまで何度か述べてきたように、サイコパス特性のすべてが「悪」で、人類に害をなすものとは言えない。強いリーダーシップや冷徹な判断力が、われわれの生存や進歩に役立つこともある。

社会には果敢にリスクを取って前進したり、外的と戦ったりする者も、一定程度は必要なのだ。サイコパスが、どの社会にも一パーセント程度はいるということは、それが進化にとって最も適切な割合であるとして、神の見えざる手によって配分された結果なのかもしれない。

もちろん、サイコパスによる暴力や犯罪は、人間にとってマイナスのものである。アメリカの神経科学者、キール（Kent Kiehl）の試算によれば、アメリカの場合、サイコパスに関連する一年間のコストは四六〇〇億ドルで、うつ病に関連するコストよりも多い。これはまた、トランプ大統領がメキシコ国境に作ろうとしている壁の予算の一〇倍である。しかし、そうした社会的コストを払っても、種としてのヒトの繁栄のためには、サイコパスを含めた多様な人間が必要だと考えられるのだ。

サイコパスがここまで生き残ってきたのは、それは一つの適応的な生き方なのであり、人類全体にとっても意義のあるものだったからだ。そして、その遺伝子の方略が「正しかった」からだということになる。これは、法律や道徳的な意味での正しさではなく、遺伝子の存続という意味での「正しさ」である。だから、彼らは滅びることもなく、人類も滅びることなく、共存しながら存続してきた。そしてこれからも、人類は人類全体の「幸福」のために、「サイコパスという個性」と共に存続し続けるしかないのだろう。

つまり、集団や種全体というマクロの視点からは、われわれはサイコパスを必要以上に恐れ、排除し、悪魔のレッテルを貼るのではなく、刑罰、治療、予防などによる対処はそれぞれに重要であるけれども、究極のところでは、その存在と共にあり続けることが必然なのだ。サイコパスは、神の見えざる手によって創り出された存在、一つの個性として、ときどきによってその恩恵に浴したり、害を与えられたりしながら、これまでも、そしてこれからも、共存してゆくしかないのだと言えるだろう。

†われわれが今、なすべきこと

最初は、サイコパスについて科学的な本を書くつもりだった。それは、巷に流布しているサイコパスへの理解があまりにも脚色され、学術的な意味でのサイコパスの概念とはかけ離れたものとなっていたからだ。

しかし、最後には、少し哲学的な内容にまで踏み込んでしまった。科学を推し進めると、どうしても哲学の問題に突き当たるのは仕方のないことである。遺伝子組み換え、クローン技術、尊厳死、宇宙開発、気候変動など、どれも科学的なテーマではあるが、人がどうあるべきか、どう生きるべきかという問いを抜きにしては語ることができない。

人類がかつて経験したことのないほどの長い平和を享受しているわれわれにとって、最後に残った棘のような存在であるサイコパスであるが、長い歴史と人類全体をマクロに見れば、決して異端でも悪魔でもないことがわかる。

とはいえ、その平和を支えているわれわれのなかの、「内なる悪魔」と「善なる天使」

の危うい均衡も、いつまで続くかはわからない。統計的に見ると、戦争や暴力で死ぬ人の数は、激減しているのは確かである。その一方で、一人のサイコパス的指導者の指一本で、全人類が一瞬にして滅亡してしまう事態に陥るという、人類がかつて経験しなかった事態にも直面している。

進化論的な意味からは、サイコパスの存在には人類にとってそれなりの意味があり、一つの個性として共存するしかないことを述べたが、しかしやはり、核兵器時代の現代においては、どうしても気をつけなければならないことがある。

それは、シリアルキラーによる犯罪でも、身近な隣人のサイコパスによる迷惑でもなく、サイコパスを指導者として選ばないということだ。いかに表面的にカリスマ的魅力があり、響きのよい言葉を操り、強い言葉で感情を揺さぶられようとも、その正体を見きわめる眼を養わないといけない。

乱世では革命家として国民から熱狂的な支持を得た指導者が、平和な世になると独裁者に変貌を遂げることは、洋の東西を問わずめずらしいことではない。ヒトラーを選んだドイツ国民はもうほとんどが死に絶えているかもしれないが、この民主的な時代でも、サイコパスの弁舌に乗せられて、彼らを指導者に選んでしまう国は歴然として存在している。

サイコパスを変えることは難しいが、同様にサイコパスに騙されてしまうわれわれが変わることも難しい。しかし、人を変えるより、自分が変わるほうがはるかに簡単だ。

アメリカのメンタルヘルスの専門家は、こぞってトランプ大統領の病理を暴いたが、むしろ彼らがすべきだったことは、トランプ大統領を生み、今なお支持し続けているアメリカ国民の心理の分析ではなかっただろうか。

†光と闇の交わるところ

さて、これでわれわれのサイコパスについての探究の旅は終わる。サイコパスという闇の世界を覗いて見えたものは、思った以上に深い闇だったかもしれないし、ときに人類に進歩や繁栄をもたらした光であったかもしれない。あるいは、その闇のどこかに思いがけず自分自身の顔が見えたかもしれない。見る人によって、そこに見えたものはそれぞれに異なったはずである。

しかし、一つの結論として言えることは、物事には光と影の両面があり、一方があるところ必ず他方があるという事実である。

例えば、神にも愛に満ちた光の側面と、荒ぶる神という闇の側面がある。旧約聖書では、二〇〇〇万人もの人々が殺されていると述べたが、彼らを殺したのはサタンではなく、ほかならぬ神であった。

人々は、このような荒ぶる神を畏れ、「触らぬ神に祟りなし」として、ある程度の距離を取りながら、その力にひれ伏し、怒りに触れないように、その存在を祀り崇めてきた。

もしかすると、神という存在のモデルは、ほかならぬサイコパスだったのかもしれない。

謝辞

本書の執筆に当たっては、実に多くの方々の協力、支援をいただいた。

特に、筑摩書房の永田士郎さんには、企画の段階から本書の完成に至るまで、終始多大なお力添えをいただいた。また、私の研究室で大学院を修了し、春から法務省で法務技官としてのキャリアをスタートさせる竹田彩夏さんには、執筆に当たって、多方面のサポートをしていただいた。さらに、生活のあらゆる面で、常にサポートをしてもらった友人、同僚、家族にも、感謝の念で一杯である。

改めて、ここに謝意を表したい。

参考文献

＊複数の章にわたって参考・引用した文献については、初出の章にのみ掲載。

はじめに

Furnham, A., Daoud, Y., & Swami, V.（2009）. “How to spot a psychopath: Lay theories of psychopathy.” *Social Psychiatry and Psychiatric Epidemiology*. 44(6). 464-472.
原田隆之（2015）.『入門　犯罪心理学』ちくま新書.

第1章

Blair, R.J., Mitchell, D., & Blair, K.（2005）. *The Psychopath: Emotion and the Brain*. Oxford. Wiley-Blackwell.（邦訳：福井裕輝訳『サイコパス――冷淡な脳』星和書店）
Hare, R.D.（1993）. *Without Conscience: The Disturbing World of the Psychopaths Among Us*. New York. The Guilford Press.（邦訳：小林宏明訳〔1995〕.『診断名サイコパス――身近にひそむ異常人格者たち』早川書房）
法務省（2017）.『平成29年版　犯罪白書――更生を支援する地域のネットワーク』昭和情報プロセス.
加賀乙彦（1982）.『宣告』新潮社.
永瀬隼介（2004）.『19歳――一家四人惨殺犯の告白』角川文庫.
Skeem, J.L., Edens, J.F., Camp, J., & Colwell, L.H.（2004）. “Are there ethnic differences in levels of psychopathy? A meta-analysis”. *Law and Human Behavior*. 28(5). 505-527.

第2章

Blair, R.J., Jones, L., Clark, F., & Smith, M.(1995). “The psychopathic individual: A lack of responsiveness to distress cues?” *Psychophysiology*. 34(2). 192-198.
Cleckley, H.（1941）. *The Mask of Sanity*. 4th ed.. St. Louis. Mosby.
Cooke, D. J., & Michie, C.（2001）. “Refining the construct of psychopathy: Towards a hierarchical model.” *Psychological Assessment*. 13(2). 171-188.
Hare, R.D.（1991）. *The Hare Psychopathy Checklist–Revised*. Toronto. Multi-Health Systems.

Hare, R.D. (2003). *Manual for the Revised Psychopathy Checklist.* 2nd ed.. Toronto. Multi-Health Systems.

Hare, R.D., Clark, D., Grann, M., & Thornton, D. (2000). "Psychopathy and the predictive validity of the PCL-R: An international perspective." *Behavioral Sciences & the Law.*18(5). 623-645.

Hare, R.D., & Neumann, C.S. (2008). "Psychopathy as a clinical and empirical construct." *Annual Review of Clinical Psychology.* 4. 217-246.

Harpur, T.J., Hare, R.D., & Hakstian, A.R. (1989). "Two-factor conceptualization of psychopathy: Construct validity and assessment implications." *Psychological Assessment.*1(1). 6-17.

Lilienfeld, S.O., & Andrews, B.P. (1996). "Development and preliminary validation of a self-report measure of psychopathic personality traits in noncriminal population." *Journal of Personality Assessment.* 66(3). 488-524.

Lilienfeld, S.O., & Hess, T.H. (2001). "Psychopathic personality traits and somatization: Sex differences and the mediating role of negative emotionality." *Journal of Psychopathology and Behavioral Assessment.* 23(1). 11-24.

元少年A (2015).『絶歌』太田出版.

岡江晃 (2013).『宅間守　精神鑑定書――精神医療と刑事司法のはざまで』亜紀書房.

Pinel, P. (1809). *Traité Médico-Philosophique Sur L'aliénation Mentale.* Paris. Brosson.

Ross, S.R., Benning, S.D., Patrick, C.J., Thompson, A., & Thurston, A. (2009). "Factors of the psychopathic personality inventory: Criterion-related validity and relationship to the BIS/BAS and five-factor models of personality." *Assessment.* 16(1). 71-87.

島崎藤村 (1968).『藤村詩集』新潮文庫.

Stout, M. (2006). *The Sociopath Next Door.* USA. Harmony.(邦訳：木村博江訳〔2012〕.『良心をもたない人たち』草思社文庫)

Schneider, K. (1959). *Clinical Psychopathology.* New York. Grune and Stratton.

鈴木智彦 (2017).『全員死刑――大牟田4人殺害事件「死刑囚」獄中手記』小学館文庫.

筑波昭 (2002).『連続殺人鬼　大久保清の犯罪』新潮OH!文庫.

Williamson, S., Harpur, T.J., & Hare, R.D.(1991). "Abnormal processing of affective words by psychopaths." *Psychophysiology*. 28(3). 260-273.
Zuckerman, M., Kolin, E. A., Price, L., & Zoob, I. (1964). "Development of a sensation-seeking scale." *Journal of Consulting Psychology*. 28(6). 477-482.

第3章

American Psychiatric Association (2013). *Diagnostic and Statistical Manual of Mental Disorders*. 5th ed.: *DSM-5*. Washington.D.C.. American Psychiatric Association. （邦訳：高橋三郎・大野裕監訳〔2014〕.『DSM-5 精神疾患の診断・統計マニュアル』医学書院）
Becker, H.S. (1963). *Outsiders*. New York. Free Press.
Bezdjian, S., Raine, A., Baker, L.A., & Lynam, D.R. (2011). "Psychopathic personality in children: Genetic and environmental contributions." *Psychological Medicine*. 41(3). 589-600.
Boddy, C.R. (2011). "Corporate psychopaths, bullying and unfair supervision in the workplace. " *Journal of Business Ethics*. 100(3). 367-379.
Boddy, C.R., & Taplin,R. (2016). "The influence of corporate psychopaths on job satisfaction and its determinants." *International Journal of Manpower*. 37(6). 965-988.
Chamorro-Premuzic, T. (2013). "Why do so many incompetent men become leaders?" *Harvard Business Review*. August 22.
Chomsky, N. (2017). "Epilogue: Reaching across professions." In Lee, B.X. (Ed.). *The Dangerous Case of Donald Trump* (pp. 356-360). New York. Thomas Dunne Books.
Dodes, L. (2017). "Sociopathy." In Lee, B.X. (Ed.). *The Dangerous Case of Donald Trump* (pp. 83-92). New York. Thomas Dunne Books.
Dutton, K. (2012). *The Wisdom of Psychopaths: What Saints, Spies, and Serial Killers Can Teach Us About Success*. New York. Random House.（邦訳：小林由香利訳〔2013〕.『サイコパス――秘められた能力』NHK出版）
Dutton, K., & McNab, A. (2014). *The Good Psychopath's Guide to Success: How to Use Your Inner Psychopath to Get the Most Out of Life*. New York. Random House.（邦訳：木下栄子訳〔2016〕.『サイコパスに学ぶ成功法則――あなたの内なるサイコパスを目覚めさせる方法』竹書房）

Fallon, J. (2013). *The Psychopath Inside: A Neuroscientist's Personal Journey into the Dark Side of the Brain*. New York. Current. (邦訳：影山任佐訳〔2015〕.『サイコパス・インサイド――ある神経科学者の脳の謎への旅』金剛出版)

Forth, A.E., Hart, S.D., & Hare, R.D. (1990). "Assessment of psychopathy in male young offenders." *Psychological Assessment*. 2(3). 342-344.

Fromm, E.(1941). *Escape from Freedom*. New York. Farrar & Rinehart. (邦訳：日高六郎訳〔1951〕.『自由からの逃走』東京創元社)

Gao, Y., Raine, A., & Phil, D. (2010). "Successful and unsuccessful psychopaths: A neurobiological model." *Behavioral Sciences & the Law*. 28 (2). 194-210.

Hall, J.R., & Benning, S.D. (2006). "The "successful" psychopath: Adaptive and subclinical manifestations of psychopathy in the general population." In Patrick, C. J. (Ed.). *Handbook of Psychopathy*. New York. Guilford Press. (邦訳：田中康雄監修〔2015〕.『サイコパシー・ハンドブック』〔pp. 709-738〕明石書店)

Herman, J.L., & Lee, B.X. (2017). "Prologue: Professions and politics." In Lee, B.X. (Ed.). *The Dangerous Case of Donald Trump* (pp. 1-10). New York. Thomas Dunne Books.

Isaacson, W. (2011). *Steve Jobs*. New York. Simon & Schuster.

Karpman, B. (1941). "On the need of separating psychopathy into two distinct clinical types: The symptomatic and the idiopathic." *Journal of Criminal Psychopathology*. 3. 112-137.

Lee, B.X. (2017). "Introduction: Our duty to warn." In Lee, B.X. (Ed.), *The Dangerous Case of Donald Trump* (pp. 11-22). New York. Thomas Dunne Books.

Levenson, M.R., Kiehl, K.A., & Fitzpatrick, C.M. (1995). "Assessing psychopathic attributes in a noninstitutionalized population." *Journal of Personality and Social Psychology*. 68(1). 151-158.

Lifton, R.J. (2017). "Foreword: Our witness to malignant normality." In Lee, B.X. (Ed.), *The Dangerous Case of Donald Trump* (pp. xv-xix). New York. Thomas Dunne Books.

Lykken, D.T. (1995). *The Antisocial Personalities*. Hillsdale. NJ. Erlbaum.

Lynam, D.R. (1997). "Pursuing the psychopath: Capturing the fledgling psychopath in a nomological net." *Journal of Abnormal Psychology*. 106(3). 425-438.

Machiavelli, N. (1532). *Il Principe*. (邦訳：佐々木毅訳〔2004〕.『君主論』講談社学術文庫)

Mathieu, C., & Babiak, P. (2016). "Corporate psychopathy and abusive supervision: Their influence on employees' job satisfaction and turnover intentions." *Personality and Individual Differences*, 91, 102-106.

Mathieu, C., & Babiak, P. (2015). "Tell me who you are, I'll tell you how you lead: Beyond the full-range leadership model, the role of corporate psychopathy on employee attitudes." *Personality and Individual Difference*. 87. 8-12.

Mathieu, C., Hare, R.D., Jones, D.N., Babiak, P., & Neumann, C.S. (2013). "Factor structure of the B-Scan 360: A measure of corporate psychopathy." *Psychological Assessment*. 25(1). 288-293.

Mathieu, C., Neumann, C.S., Hare, R.D., & Babiak, P. (2014). "A dark side of leadership: Corporate psychopathy and its influence on employee well-being and job satisfaction." *Personality and Individual Differences*. 59. 83-88.

Moffitt, T. E. (1993). "Adolescence-limited and life-course-persistent antisocial behavior: A developmental taxonomy." *Psychological Review*. 100(4). 674-701.

Moffitt, T. E., & Caspi, A. (2001). "Childhood predictors differentiate life-course persistent and adolescence-limited antisocial pathways among males and females." *Development and Psychopathology*. 13(2). 355-375.

Poythress, N.G., & Skeem, J.L. (2006). "Disaggregating psychopathy: Where and how to look for subtypes." In Patrick, C. J. (Ed.). *Handbook of Psychopathy*. New York. Guilford Press. (邦訳：前掲書 . pp. 283-313)

Salekin, R.T. (2006). "Psychopathy in children and adolescents." In Patrick, C. J. (Ed.). *Handbook of Psychopathy*. New York. Guilford Press. (邦訳：前掲書 . pp. 603-641)

Schyns, B. (2015). "Dark personality in the workplace: Introduction to the special issue." *Applied Psychology: An International Review*, 64 (1). 1-14.

da Silva, D.R., Rijo., D, & Salekin, R.T. (2013). "Child and adolescent psychopathy: Assessment issues and treatment needs." *Aggression and Violent Behavior*. 18(1). 71-78.

Smith, S.F., & Lilienfeld, S.O. (2013). "Psychopathy in the workplace: The knowns and unknowns." *Aggression and Violent Behavior*. 18(2). 204-218.

Westerlaken, K.M., & Woods, P.R. (2013). "The relationship between psychopathy and the Full Range Leadership Model." *Personality and Individual Differences*. 54(1). 41-46.

Wisse, B., & Sleebos, E. (2016). "When the dark ones gain power: Perceived position power strengthens the effect of supervisor Machiavellianism on abusive supervision in work teams." *Personality and Individual Differences*. 99. 122-126.

第4章

Anderson, N.E., & Kiehl, K.A. (2012). "The psychopath magnetized: Insights from brain imaging." *Trends in Cognitive Sciences*. 16(1). 52-60.

安藤寿康（2016).『日本人の９割が知らない遺伝の真実』ＳＢ新書.

安藤寿康（2012).『遺伝子の不都合な真実——すべての能力は遺伝である』ちくま新書.

Beaver, K.M., Rowland, M.W., Schwartz, J.A., & Nedelec, J.L. (2011). "The genetic origins of psychopathic personality traits in adult males and females: Results from an adoption-based study." *Journal of Criminal Justice*. 39(5). 426-432.

Blair, R.J.R.(2006). "Subcortical brain systems in psychopathy: The amygdala and associated structures." In Patrick, C.J. (Ed.). *Handbook of Psychopathy*. New York. Guilford Press.（邦訳：前掲書 . pp. 467-490）

Blair, R.J.R.(2013). "Psychopathy: Cognitive and neural dysfunction." *Dialogues in Clinical Neuroscience*. 15(2). 181-190.

Blair, R.J.R., Colledge, E., & Mitchell, D.G.V. (2001). "Somatic markers and response reversal: Is there orbitofrontal cortex dysfunction in boys with psychopathic tendencies?" *Journal of Abnormal Child Psychology*. 29(6). 499-511.

Blair, R.J.R. & Mitchell, D.G.V. (2009). "Psychopathy, attention and emotion." *Psychological Medicine*. 39(4). 543-555.

Blonigen, D.M., Carlson, S.R., Krueger, R.F., & Patrick, C.J. (2003). "A twin study of self-reported psychopathic personality traits." *Person-*

ality and Individual Differences. 35(1). 179-197.
Bonta, J., & Andrews, D.A. (2016). *The Psychology of Criminal Conduct*. 6th ed.. Oxford. Routledge.
von Borries, A.K.L., Volman, I., de Bruijn, E.R.A., Bulten, B.H., Verkes, R.J., & Roelofs, K. (2012). "Psychopaths lack the automatic avoidance of social threat: Relation to instrumental aggression." *Psychiatry Research*.200(2). 761-766.
Bowlby, J. (1973). *Attachment and Loss. Vol.2. Separation. Anxiety and Anger*. New York. Basic.
Brook, M., & Kosson, D.S. (2013). "Impaired cognitive empathy in criminal psychopathy: Evidence from a laboratory measure of empathic accuracy." *Journal of Abnormal Psychology*. 122(1). 156-166.
Caspi, A., McClay, J., Moffitt, T., et al. (2002). "Role of genotype in the cycle of violence in maltreated children." *Science*. 297(5582). 851-854.
Damasio, A.R. (1994). *Descartes' Error :Emotion, Reason, and the Human Brain*. New York. Putnam.
Farrington, D.P. (2006). "Family background and psychopathy." In Patrick, C.J. (Ed.). *Handbook of Psychopathy*. New York. Guilford Press. (邦訳：前掲書 . pp. 364-397)
Frydman, C., Camerer, C., Bossaerts, P., & Rangel, A. (2011). "MAOA-L carriers are better at making optimal financial decisions under risk." *Proceedings of the Royal Society B. Biological Sciences*. 278. 2053-2059.
Gottesman, I.I. (1963). "Heritability of personality: A demonstration." *Psychological Monographs*. 77(9). 1-21.
Jutai, J.W., & Hare, R.D. (1983). "Psychopathy and selective attention during performance of a complex perceptual-motor task." *Psychophysiology*. 20(2). 146-151.
Kiehl, K.A. (2006). "A cognitive neuroscience perspective on psychopathy: Evidence for paralimbic system dysfunction." *Psychiatry Research*. 142(2-3). 107-128.
Loehlin, J.C., & Nichols, R.C. (2012). *Heredity, Environment, and Personality: A Study of 850 Sets of Twins*. Austin. University of Texas Press.
Marshall, L. A., & Cooke, D. J. (1999). "The childhood experiences of psychopaths: A retrospective study of familial and societal factors."

Journal of Personality Disorders. 13(3). 211-225.

Minzenberg, M.J., & Siever, L.J. (2006). "Neurochemistry and pharmacology of psychopathy and related disorders." In Patrick, C.J. (Ed.). *Handbook of Psychopathy*. New York. Guilford Press.（邦訳：前掲書. pp. 398-439）

日本犯罪心理学会（編集）(2016).『犯罪心理学事典』丸善出版.

de Oliveira-Souza, R., Hare, R.D., Bramati, I.E., Garrido, G.J., Ignácio, F.A., Tovar-Moll, F., & Moll, J. (2008). "Psychopathy as a disorder of the moral brain: Fronto-temporo-limbic grey matter reductions demonstrated by voxel-based morphometry." *Neuroimage*. 40(3). 1202-1213.

Patrick, C.J., Bradley, M.M., & Lang, P.J. (1993). "Emotion in the criminal psychopath: Startle reflex modulation." *Journal of Abnormal Psychology*. 102(1). 82-92.

Perez, P.R. (2012). "The etiology of psychopathy: A neuropsychological perspective." *Aggression and Violent Behavior*. 17(6). 519-522.

Pfabigan, D.M., Seidel, E., Wucherer, A.M., Keckeis, K., Derntl, B., & Lamm, C. (2014). "Affective empathy differs in male violent offenders with high- and low-trait psychopathy." *Journal of Personality Disorders*. 29(1). 42-61.

Raine, A. (2013). *The Anatomy of Violence: The Biological Roots of Crime*. New York. Vintage.（邦訳：高橋洋訳〔2015〕.『暴力の解剖学――神経犯罪学への招待』紀伊國屋書店）

Raine, A., & Yang, Y. (2006). "The Neuroanatomical Bases of Psychopathy: A Review of Brain Imaging Findings." In Patrick, C.J. (Ed.). *Handbook of Psychopathy*. New York. Guilford Press.（邦訳：前掲書. pp. 440-406）

Rhee, S.H., & Waldman, I.D. (2002). "Genetic and environmental influences on antisocial behavior: A meta-analysis of twin and adoption studies." *Psychological Bulletin*. 128(3). 490-529.

Rogers, R.D. (2006). "The functional architecture of the frontal lobes: Implications for research with psychopathic offenders." In Patrick, C.J. (Ed.). *Handbook of Psychopathy*. New York. Guilford Press.（邦訳：前掲書. pp. 491-521）

Sadeh, N., Javdani, S., Jackson, J.J., Verona, E. (2010). "Serotonin transporter gene associations with psychopathic traits in youth vary as a function of socioeconomic resources." *Journal of Abnormal Psychol-*

ogy. 119(3). 604-609.
Soderstrom, H., Blennow, K., Sjodin, A.K., & Forsman, A. (2003). "New evidence for an association between the CSF HVA:5-HIAA ratio and psychopathic traits." *Journal of Neurology., Neurosurgery & Psychiatry*. 74(7). 918-921.
Sood B., Delaney-Black, V., Covington, C., Nordstrom-Klee, B., Ager, J., Templin, T., Janisse, J., Martier, S., & Sokol, R.J. (2001). "Prenatal alcohol exposure and childhood behavior at age 6 to 7 years: I. Dose-response effect." *Pediatrics*. 108(2). E34.
竹田彩夏・原田隆之（未刊）「一次性・二次性サイコパシー傾向を有する者の意思決定スタイルの特徴：生理的指標を用いた検討」
Taylor, J., Loney, B.R., Bobadilla, L., Iacono, W.G., & McGue, M. (2003). "Genetic and environmental influence on psychopathy trait dimensions in a community sample of male twins." *Journal of Abnormal Child Psychology*. 31(6). 633-645.
de Vignemont, F., & Singer, T. (2006). "The empathic brain: How, when and why?" *Trends in Cognitive Sciences*. 10(10). 435-441.
Waldman, I.D., & Rhee, S.H. (2006). "Genetic and Environmental Influences on Psychopathy and Antisocial Behavior." In Patrick, C.J. (Ed.). *Handbook of Psychopathy*. New York. Guilford Press.(邦訳：前掲書 . pp. 331-363)
Weissman, M.M., Warner, V., Wickramaratne, P.J., & Kandel, D.B. (1999). "Maternal smoking during pregnancy and psychopathology in offspring followed to adulthood." *Journal of the American Academy of Child & Adolescent Psychiatry*. 38(7). 892-899.
Yang, Y., & Raine, A. (2009). "Prefrontal structural and functional brain imaging findings in antisocial, violent, and psychopathic individuals: A meta-analysis." *Psychiatry Research: Neuroimaging*. 174(2). 81-88.

第5章

Anderson, N.E., & Kiehl, K.A. (2014). "Psychopathy: Developmental perspectives and their implications for treatment." *Restorative Neurology and Neuroscience*. 32(1). 103-117.
Barbaree, H.E. (2005). "Psychopathy, treatment behavior, and recidivism: An extended follow-up of Seto and Barbaree." *Journal of Interpersonal Violence*. 20(9). 1115-1131.

Cooke, D.J., Michie, C., Hart, S.D., & Hare, R.D. (1999). "Evaluating the screening version of the Hare Psychopathy Checklist-Revised (PCL: SV): An item response theory analysis." *Psychological Assessment.* 11(1). 3-13.

Felthous, A.R. (2011). "The "untreatability" of psychopathy and hospital commitment in the USA." *International Journal of Law and Psychiatry.* 34(6). 400-405.

Felthous, A.R. (2015). "The appropriateness of treating psychopathic disorders". *CNS Spectrums.* 20(3). 182-189.

Harris, G.T., & Rice, M.E. (2006). "Treatment of psychopathy: A review of empirical findings." In Patrick, C.J. (Ed.), *Handbook of Psychopathy.* New York. Guilford Press. (邦訳：前掲書. pp. 846-871)

Langton, C.M., Barbaree, H.E., Harkins, L., & Peacock, E.J. (2006). "Sex offenders' response to treatment and its association with recidivism as a function of psychopathy". *Sexual Abuse: A Journal of Research and Treatment.* 18(1). 99-120.

Olds, D.L., Eckenrode, J., Henderson C.R., Kitzman, H., Powers, J., Cole, R., et al. (1997). "Long-term effects of home visitation on maternal life course and child abuse and neglect: Fifteen-year follow-up of a randomized trial." *Journal of the American Medical Association.* 278(8). 637-643.

Olds, D.L., Henderson C.R., Chamberlin, R., & Tatelbaum, R. (1986). "Preventing child abuse and neglect: A randomized trial of nurse home visitation." *Pediatrics.* 78(1). 65-78.

Olds, D.L., Henderson C.R.Jr., Cole, R., Eckenrode, J., Kitzman, H., Luckey, D., et al. (1998). "Long-term effects of nurse home visitation on children's criminal and antisocial behavior: 15-year follow-up of a randomized controlled trial." *Journal of the American Medical Association.* 280(14). 1238-1244.

Olver, M.E., Lewis, K., & Wong, S.C.P. (2013). "Risk reduction treatment of high-risk psychopathic offenders: The relationship of psychopathy and treatment change to violent recidivism." *Personality Disorders: Theory, Research, and Treatment.* 4(2). 160-167.

Pinker, S. (2011). *The Better Angels of Our Nature: Why Violence Has Declined.* London. Penguin Books. (邦訳：幾島幸子・塩原通緒訳〔2015〕.『暴力の人類史』青土社)

Polaschek, D.L.L., & Daly, T.E. (2013). "Treatment and psychopathy in forensic settings." *Aggression and Violent Behavior*. 18(5). 592-603.
Rice, M.E., Harris, G.T., & Cormier, C.A. (1992). An evaluation of a maximum security therapeutic commu ity for psychopaths and other mentally disordered offenders. *Law and Human Behavior*. 16(4). 399-412.
Rice, M.E., Harris, G.T., & Quinsey, V.L. (1990). "A follow-up of rapists assessed in a maximum-security psychiatric facility." *Journal of Interpersonal Violence*. 5(4). 435-448.
Salekin, R.T. (2002). "Psychopathy and therapeutic pessimism: Clinical lore or clinical reality ?" *Clinical Psychology Review*. 22(1). 79-112.
Salekin, R.T., Worley, C., & Grimes, R.D. (2010). "Treatment of psychopathy: A review and brief introduction to the mental model approach for psychopathy." *Behavioral Sciences & the Law*. 28(2). 235-266.
D'Silva, K., Duggan, C., & McCarthy, L. (2004). "Does treatment really make psychopaths worse? A review of the evidence." *Journal of Personality Disorders*. 18(2). 163-177.
Skeem, J.L., Polaschek, D.L.L., Patrick, C.J., & Lilienfeld, S.O. (2011). "Psychopathic personality: Bridging the gap between scientific evidence and public policy." *Psychological Science in the Public Interest*. 12(3). 95-162.
Wong, S.C.P., Gordon, A., Gu, D., Lewis, K., & Olver, M.E. (2012). "The effectiveness of violence reduction treatment for psychopathic offenders: Empirical evidence and a treatment model." *International Journal of Forensic Mental Health*. 11(4). 336-349.
Wong, S.C.P., & Hare, R.D.(2005). *Guidelines for a Psychopathy Treatment Program*. Toronto. MHS. (邦訳：西村由貴訳〔2008〕.『サイコパシー治療処遇プログラムのためのガイドライン』金子書房)
山崎修 (2009).「サイコパスへの性加害者治療――それは有害か？」.『犯罪心理学研究』. 47(1). 89-93.

第6章

Bell., A.(2002) *Debates in Psychology*.(邦訳：渡辺恒夫・小松栄一訳〔2006〕.『論争のなかの心理学――どこまで科学たりうるか』新曜社)
Blais, J., & Bonta, J. (2015). "Tracking and managing high risk offenders: A Canadian initiative." *Law and Human Behavior*. 39(3). 253-265.

Edens, J.F., Davis, K.M., Fernandez Smith, K., & & Guy, L.S. (2013). "No sympathy for the devil: Attributing psychopathic traits to capital murderers also predicts support for executing them." *Personality Disorders: Theory, Research, and Treatment.* 4(2). 175-181.

Glenn, A.L., Raine, A., & Laufer, W.S. (2011). "Is it wrong to criminalize and punish psychopaths?" *Emotion Review.* 3(3). 302-304.

Umbach, R., Berryessa, C.M., & Raine, A. (2015). "Brain imaging research on psychopathy: Implications for punishment, prediction, and treatment in youth and adults." *Journal of Criminal Justice.* 43 (4). 295-306.

おわりに

Dawkins, R. (2006). *The Selfish Gene.* 30th anniversary ed. Oxford. Oxford University Press.（邦訳：日高敏隆・岸由二・羽田節子・垂水雄二訳〔2006〕.『利己的な遺伝子』紀伊國屋書店）

Maynard Smith, J. & Price, G.R. (1973). "The logic of animal conflict." *Nature.* 246. 15-18.

ちくま新書
1324

サイコパスの真実《しんじつ》

二〇一八年四月一〇日　第一刷発行

著者　原田隆之（はらだ・たかゆき）

発行者　山野浩一

発行所　株式会社　筑摩書房
東京都台東区蔵前二-五-三　郵便番号一一一-八七五五
振替〇〇一六〇-八-四一二三

装幀者　間村俊一

印刷・製本　三松堂印刷　株式会社

乱丁・落丁本の場合は、左記宛にご送付ください。送料小社負担でお取り替えいたします。
ご注文・お問い合わせも左記へお願いいたします。
〒三三一-八五〇七　さいたま市北区櫛引町二-六〇四
筑摩書房サービスセンター　電話〇四八-六五一-〇〇五三

ISBN978-4-480-07137-8 C0236